みて・きいて・たしかめる！

Pharmacy

薬 学 ×

フィジカル
アセスメント

Physical Assessment

医学監修

戸井田達典

東邦大学医療センター大橋病院
腎臓内科　臨床准教授

著

徳永 仁

九州医療科学大学薬学部薬学科
臨床薬学第一講座　教授

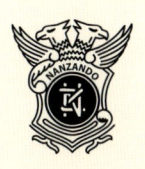

南 山 堂

序

　急速に進化する医療環境のなかで，医療の高度化，業務の拡大や高齢化による疾病構造の変化が進んでいます．これに伴い，安全で質の高い医療を提供するためには，チーム医療の推進が不可欠です．厚生労働省によれば，チーム医療は「医療に従事する多種多様な医療スタッフが，各々の高い専門性を前提に，目的と情報を共有し，業務を分担しつつも互いに連携・補完し合い，患者の状況に的確に対応した医療を提供すること」とされています．特に，薬剤師の役割はチーム医療のなかでの薬物治療における主体的な参加にあり，その有益性が強調されています．

　現在，薬剤師は医薬品情報を活用し，処方監査や服薬指導などを通じて安全な薬物療法の実施に貢献しています．しかし，副作用の早期発見や処方変更の提案など，特に病棟や在宅医療の現場での役割は，まだ十分に活用されていないとの指摘もあります．これに対応するため，厚生労働省は，薬剤師が薬物療法に，さらに積極的に関与すべきと通知しています．この通知により，薬剤師は在宅患者を含む薬物治療を受ける全患者の治療過程を管理し，副作用の監視や処方の適切な変更を提案することが求められています．これを実行するためには，患者の自覚症状，身体所見，検査所見などの総合的な情報を集め，評価する能力が必要です．この情報収集と評価のプロセスが「フィジカルアセスメント」と呼ばれています．フィジカルアセスメントの重要性は，医師や看護師だけでなく，薬剤師にも等しく求められます．チーム医療においては，収集された患者情報は共有され，多職種がそれぞれの専門性を活かしながら協働していきます．このため，薬剤師にとってもフィジカルアセスメントのスキルは必須となっており，患者の治療計画における重要な意思決定に寄与できるようになることが期待されています．この教科書は，そうした知識と技術を薬学生や薬剤師に提供することを目的としています．

　本書が薬学生や薬剤師をはじめとする様々な医療専門職を目指す学生さんの教科書としてだけでなく，チーム医療を行っているスタッフの皆様のお役に立てることを願っています．そして，薬学的観点からのフィジカルアセスメントにより，副作用の監視や処方提案の一助になることを強く願っています．

　最後に，本学薬学部の開学以来，ベッドサイド実習にてバイタルサインに関する教育の立ち上げにご尽力いただきました臨床薬学第二講座の髙村徳人先生と緒方賢次先生，また本書の医学監修と写真撮影に協力いただきました地域医療システム学研究室の医師である戸井田達典先生，さらに企画から出版までご支援してくださいました南山堂編集部の海賀一早氏と古川晶彦氏に深く感謝いたします．

2025 年 2 月

徳永　仁

Contents

1 ▶▶▶ 総 論

A フィジカルアセスメントの目的

　薬剤師による患者の観察は，薬局の窓口または病棟での患者との対話から始まる．この際，患者の顔色，表情や歩行様式に注意を払い，何らかの異常がみられないかを観察する必要がある．また，症状の程度，性質，進行状況，他の症状の有無，患者の感情や不安感，既往歴，アレルギー歴，副作用の経験，他科や他院への受診歴，現在使用中の医薬品や健康食品・サプリメント，喫煙や飲酒の習慣およびその程度，ジェネリック医薬品への変更の有無などについて質問するだろう．さらに，食事，排泄（排尿・排便），睡眠，入浴，日常生活上の困難などに関しても質問することで，患者が薬を安全に服用できる環境かどうかを総合的に判断している．しかしながら，それだけでは不十分な場合もある．必要に応じて，バイタルサインの確認やフィジカルアセスメントが重要となってくる．

　実際に，厚生労働省が推進する『現行制度の下で実施可能な範囲におけるタスク・シフト / シェアの推進について（令和3年9月30日付け医政発0930第16号）』でも，「アレルギー歴及び副作用歴等を確認するとともに，医師と綿密に連携し，診療録等による服薬内容，バイタルサイン（血圧，脈拍，体温等）及び腎機能，肝機能に関する検査結果の確認，回診・カンファレンスの参加等により患者の状態を把握したうえで処方提案等の処方支援を実施する」と記載されている．そもそもバイタルサインは医療人としての共通言語であり，フィジカルアセスメントを行うための技術は共通スキルである．

　薬剤師が自らバイタルサインの確認やフィジカルアセスメントを行うことで，以下のようなメリットがある．

- **医薬品の適正使用**：薬剤師は患者に適正な薬物療法を提供する責任がある．バイタルサインの確認やフィジカルアセスメントを行うことで，患者の身体状態や健康状態を評価し，薬物療法の安全性を確保することができる．例えば，高血圧の患者に降圧薬を調剤する際は，継続的に血圧や脈拍の測定が重要となってくる．
- **薬物の効果と副作用のモニタリング**：薬剤師は薬物の効果と副作用を観察し，必要に応じて投与量を調整する役割を果たさなければならない．治療の効果を評価することで，副作用が生じた場合，早期の対応につなげることができる．

- **薬物相互作用の予防**：複数の薬物を同時に使用する場合，薬物相互作用のリスクが存在する．バイタルサインの確認やフィジカルアセスメントにより，患者が複数の薬物を安全に使用できるかどうかを判断し，薬物相互作用の予防に貢献できる．
- **緊急時への対応**：緊急時に適切な対応が可能となる．例えば，突然のアレルギー反応や薬物過剰摂取の場合，患者の状態を評価し，医療チームに正しい情報が提供できる．

　医師は，診断を確定するだけでなく，治療方針の決定や治療後の経過を確認するために，問診やさまざまな検査，フィジカルアセスメントを行う．また，看護師は患者に必要な看護ケアを行うためにフィジカルアセスメントを行う．さらに，薬剤師は薬効の確認，副作用の早期発見など医薬品の適正使用を目的としてフィジカルアセスメントを行う．薬剤師がバイタルサインの確認やフィジカルアセスメントに関するスキルをもつことは，患者の健康と安全を確保し，薬物療法の効果を最大限に引き出すために重要である．

B　バイタルサインとフィジカルアセスメントの定義（図）

　バイタルとは「生気にあふれているさま」，サインは「信号」，よってバイタルサインとは「生きている状態を示す指標」となる．具体的には，脈拍，呼吸，血圧，体温，そして意識の5つを表すが，最近では，尿量を加える場合もある．また，似たような言葉にフィジカルアセスメントがある．フィジカルとは「身体的な」，アセスメントは「評価」，よってフィジカルアセスメントとは，バイタルサインを中心に，視覚，聴覚，触覚をとおして患者の身体的な評価を行うことである．つまり，フィジカルイグザミネーションは測

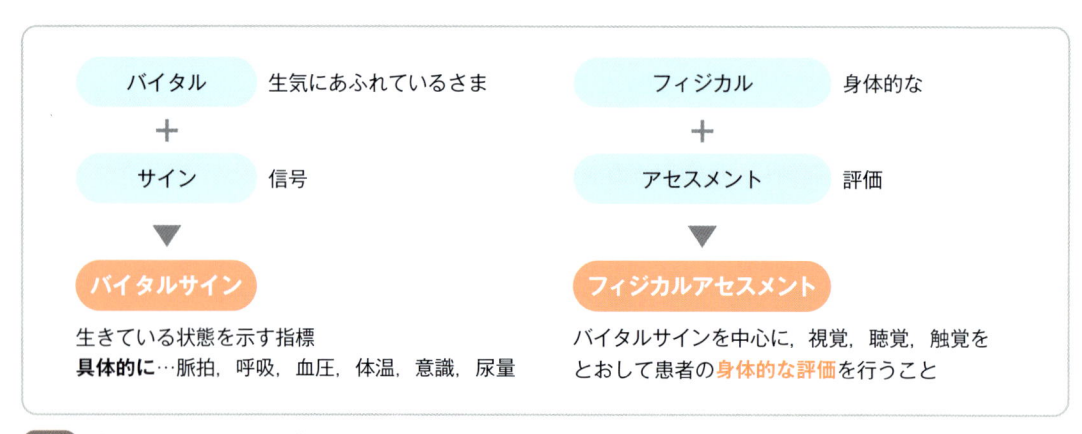

図　バイタルサインとフィジカルアセスメントの定義

定で終わらせるが，フィジカルアセスメントではそこからさらに評価まで行うことを意味する．

　ここで重要なのは，バイタルサインの確認やフィジカルアセスメントは，ピンポイントの測定で終わらせるのではなく，時間経過の流れの一時点として評価することである．つまり，その前後が重要となってくる．

C　アセスメントのための技術

　フィジカルアセスメントでは患者の身体状態をより包括的に理解することが可能となるため，薬剤の効果や副作用を正確に評価するのに役立つ．薬剤師が実施するフィジカルアセスメントのための専門的な技術には，以下が考えられる．

- 問診：患者から症状や健康状態の情報を収集する重要なプロセスである．主訴，既往歴，生活習慣，不安などを詳細に聞き取り，適切な診断と治療計画を立てる基礎となる．
- 視診：患者の外見，皮膚の状態，身体の動きなどを観察する技術である．例えば，顔色，皮膚の色，発疹，浮腫などを評価することができる．
- 触診：手を使って体の表面を触ることで，腫瘤，腫れ，痛みの有無などを評価することができる．
- 打診：体の特定の部位を軽く叩くことで，内部の構造や機能の異常を探る技術である．例えば，心臓や肝臓の大きさの評価や腹部膨満の原因の推定などに用いられる．
- 聴診：肺，心臓，腹部の音について聴診器を使って聴く技術である．これにより，呼吸器や循環器の異常，消化器系の問題などを評価することができる．
- point of care testing（POCT）：血糖測定，脂質測定，PT-INR測定などの血液検査を直接実施することにより，患者の状態に応じて迅速なフィードバックや薬効評価を行うことが可能になる．

　フィジカルアセスメントは，心身への負担が少ない問診，視診，触診，打診，聴診の順序で行う．また，必要に応じてPOCTによる定期的な薬効評価を行うのもよいだろう．

D フィジカルアセスメントを行う際の注意事項

フィジカルアセスメントを行う際の注意事項は主に以下のとおりである.

- 患者のプライバシーと尊厳の保持：患者に適切な説明を行い，同意を得ることが重要である．個人のプライバシーを尊重し，適切な保護を講じる必要がある.
- 適切な環境と機器の準備：静かで温度調節されており，プライバシーが保たれる場所を用意し，必要な機器を準備する.
- 包括的なアセスメントの実施：患者の全身状態を評価するため，問診，視診，触診，聴診などの技術を用いて，全体的な状態の把握に努める.
- 薬剤の影響を考慮：患者が服用している薬剤の薬理作用，副作用や相互作用が身体に及ぼす影響を理解し，評価に反映させる.
- 病歴と現症の確認：患者の過去の病歴，現在の症状，アレルギー歴などを確認し，フィジカルアセスメントの結果と照らし合わせる.
- コミュニケーションスキルの修得：患者との良好なコミュニケーションを保ち，不安や疑問に対応できるようにする．そのためには自身の身だしなみを整え，感染予防に留意し，平易でわかりやすい言葉を用いるように心がける.
- 専門知識の活用：身体評価の結果を薬物療法にどのように応用するかを考慮し，必要に応じて他の医療従事者と専門知識のみならずさまざまな知識と技術を共有する.
- 継続的な教育とトレーニング：フィジカルアセスメントを行うためのスキルは，継続的な教育と実践を通じて維持・向上させる必要がある.
- 法的および倫理的なガイドラインの遵守：国の法律，医療倫理の規範を遵守することが重要である．医薬品の適正使用を目的とした手段としてのフィジカルアセスメントは問題ないが，診断につながるような言い回しは避ける.

これらの注意事項は，患者に安全で質の高い薬物療法を提供するために不可欠である．薬剤師はこれらの要素を常に意識し，適切なフィジカルアセスメントを行う必要がある.

フィジカルアセスメントの際のイメージ

　ここでは，2回目の来局患者に対してフィジカルアセスメントを行う際の確認内容，注意事項と会話例を示す（ 表 ）.

　アセスメントが終わったら，医師をはじめとする医療チーム間で得られた情報を共有する.

表 2回目の来局患者に対してフィジカルアセスメントを行う際の会話例

項目	確認内容・注意事項	会話例
はじめに	患者への挨拶	こんにちは.
	自己紹介	薬剤師の南山 太郎と申します.
	患者氏名（フルネーム）の確認	堂山 みなみさんですね.
	インタビュー・アセスメントの目的と同意	体調とお薬の効果を確認させていただくためにお話しを伺い，脈，血圧や聴診音などを測らせていただきたいのですが，よろしいでしょうか.
生活状況の確認	食事	お食事の摂取状況はいかがですか？
	排泄（排便，排尿）	お通じやおしっこの出はいかがですか？
	睡眠	寝つきはどうですか？ 睡眠の途中で起きて眠れないことはないですか？
	入浴	お風呂はいかがですか？
	生活上の不自由の有無	生活をしているうえで不自由なことはありますか？
服薬状況の確認	服薬状況	お薬は飲めているでしょうか？
	服薬目的	飲んでいるお薬はどのような効果があるかおわかりですか？
	用法・用量	飲んでいるお薬の飲むタイミングと量はおわかりですか？
体調・薬効・副作用の確認	体調	現在の体調はいかがですか？
	処方薬の効果	○○の状態はいかがですか？
	処方薬の代表的な副作用	その他の症状はありませんか？
	患者の気持ちや不安	今の状況についてどのように思いますか？ 不安などありますか？
	顔色・表情，全身の観察	顔色は○○ですね. 全身状態も○○ですね.
脈拍の確認	橈骨動脈の触診	脈拍を測らせてくださいね.
	左右差・不整の有無	―
	脈拍数の測定	脈拍数は○回です.

項目	確認内容・注意事項	会話例
心音の確認	膜型・ベル型での聴取	胸の音と呼吸の音を聴かせてくださいね.
	心基部・心尖部の聴取	息を少し止めてください.
	心音の所見の推測	―
呼吸状態の確認	適切な深呼吸の指示	大きく呼吸をしてください.
	同一部での吸気・呼気の聴取	―
	左右交互の聴取	―
	胸部・背部全体の聴取	―
	呼吸音の所見の推測	―
	呼吸数を測定	呼吸数は〇回です.
血圧の確認	上腕動脈の適切な触診	血圧を測らせてくださいね.
	マンシェットの巻き具合	―
	触診法での収縮期血圧値の推測	―
	血圧の所見（拡張期と収縮期血圧値）の推測	収縮期血圧が〇, 拡張期血圧が〇です.
腸音の確認	腹部での聴取	お腹の音を聴かせてくださいね.
	一定時間の聴取	―
	腸の動き（音）の所見の推測	―
浮腫の確認	適切な位置	むくみを確認しますね.
	5秒以上の圧迫	―
	浮腫の所見の推測	―
体温の確認	体温測定	それでは体温を測りますね. 〇℃です.
SpO_2 の測定	SpO_2 測定	血液中の酸素濃度を測らせてくださいね. 〇%です.
終了	締めくくりの挨拶	ありがとうございました. 結果は, 先生（医師）にも伝えておきますね.

表 2回目の来局患者に対してフィジカルアセスメントを行う際の会話例（続き）

項目	確認内容・注意事項	会話例
コミュニケーション	身だしなみ	—
	適切な姿勢・ふるまい	—
	適切なアイコンタクト・顔の向き	—
	適切な声の大きさ・スピード・音調	—
	丁寧で，わかりやすい言葉づかい	—
	開放型質問などを用いた積極的な傾聴	—
	共感の言葉がけ・態度	—
	患者に対して不快・疼痛への配慮	—

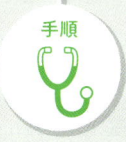
手順

脈拍の測定手順

　一般的に，脈拍の確認は橈骨動脈で行う．橈骨動脈は比較的個人差が小さく，正常な状態で脈拍が触れないことはほとんどない．実際，橈骨動脈は衣服に覆われることが少なく，即座に脈拍の測定が可能である．

❶ 準備

- 患者を安静にし，しばらくの間リラックスさせる．
- 静かな環境で温度調節されていることが望ましい．

❷ 位置の確認

- 患者の手首を軽く持ち，手のひらが上を向くようにする．
- 手首の橈骨動脈に軽く人差し指，中指，薬指を当てて，脈拍の振動を確認する．

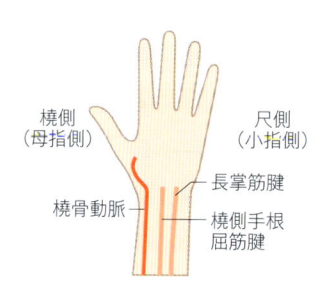

橈側（母指側）
尺側（小指側）
長掌筋腱
橈骨動脈
橈側手根屈筋腱

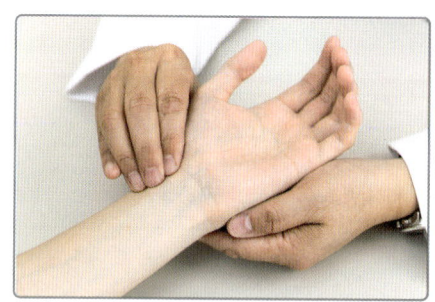

❸ 脈拍数の計測

- 脈拍がはっきりと感じられたらリズムに注意し，リズムが正常であれば 15 秒間数えて 4 倍，または 20 秒間数えて 3 倍する．リズムが不整であれば 1 分間数える．

NG 親指で測ると自分の脈拍の振動が伝わりやすいため，避けたほうがよい．

❹ 左右差の確認

- 左右の橈骨動脈に差がないかを確認する．通常は左右同時に脈拍が確認できる．

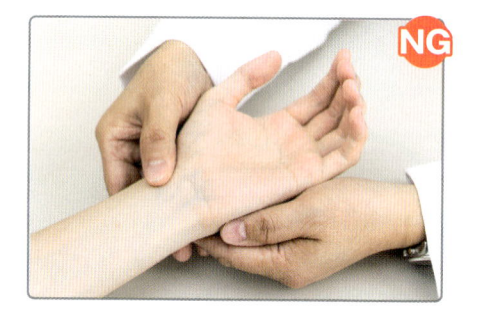

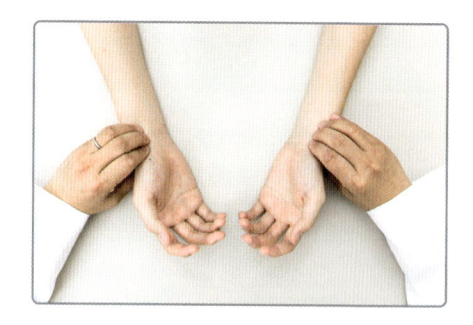

- **強く押えすぎない**：最初はうまく触知できず焦ってしまい，押さえる力が強くなりすぎることがある．しかし，弾力のある細いゴム管のような血管を強く押さえると，血流が止まってしまい触知できなくなるため，強く押さえすぎないようにする．
- **秒数がわかる時計を持つ**：脈拍の測定では秒単位で測定するため，秒針のついた時計やデジタル時計を用いるのが一般的である．
- **爪の長さ**：測定に力が入ると爪が皮膚に食い込んでしまい，跡がつく場合がある．なるべく爪の白い部分がないように常日頃からチェックし，こまめに爪を切っておくのがよい．

　脈拍数は，後述する自動血圧計，心電図計やパルスオキシメータでも表示されるので，それらを使用する場合には脈拍数も気をつけてほしい．特に，自動血圧計での脈拍測定は一般的になっているため，薬剤師にとっては一番馴染みがあり活用しやすいだろう．最近では，スマートウォッチで脈拍数とそのリズムを自己管理するケースも増えている．

観察項目

- **数**：1分間の脈拍数を数える．臨床では，間隔（リズム）が正常であれば15秒間または20秒間数えて，その値を3倍または4倍する．ただし，短い時間で計測し換算する場合は誤差が生じる可能性があるため，特に，不整脈があるような場合は1分間計測するようにする
- **リズム**：脈拍の規則性を確認する．一定のリズムで脈を打っているか，あるいは不規則で打っているかを確認する．これによって計測時間も変わってくる．
- **不整脈**：脈拍のリズムが一定でない場合，不整脈の可能性がある．この場合，専門的な評価が必要である．
- **左右差**：両腕でリズムと脈拍数に差がないかを確認する．差がある場合は，血管や循環器系の異常を示唆する可能性がある．
  - 例）急性の場合……大動脈解離（前触れなく胸や背中に激痛あり）
  - 慢性の場合……動脈硬化症による動脈閉塞・狭窄，大動脈炎症候群（脈なし病，高安動脈炎），腫瘍による動脈の圧迫（肺尖部腫瘍など）

解説

1 ┃ 脈拍

A 脈拍数・心拍数とは

　脈拍数とは，1分間に動脈壁が拡張して脈を打つ回数を指す．これは，基本的には心臓の拍動（収縮）回数に相当する．脈拍は，特別な機器を使わずとも，拍動として手で測定可能である．一方，心拍数とは1分間に心臓が収縮する回数を指す．通常，心電図（electrocardiogram：ECG）などの医療機器を使用して測定される．心臓は常に心房と心室の収縮を交互に繰り返しながら，血液を左心室から大動脈へと毎秒単位で送り出している．よって，心臓の拍動は縄跳びの縄を大きく振った際にその波が縄を伝わるように動脈を脈波として伝わっていく．このように，心臓の収縮1回分は体各部の血管へ隅々に脈拍として伝わるため，多くの場所で確認することができる（図1）．通常，不整脈がない場合は「脈拍数＝心拍数」となる．これに対し，不整脈

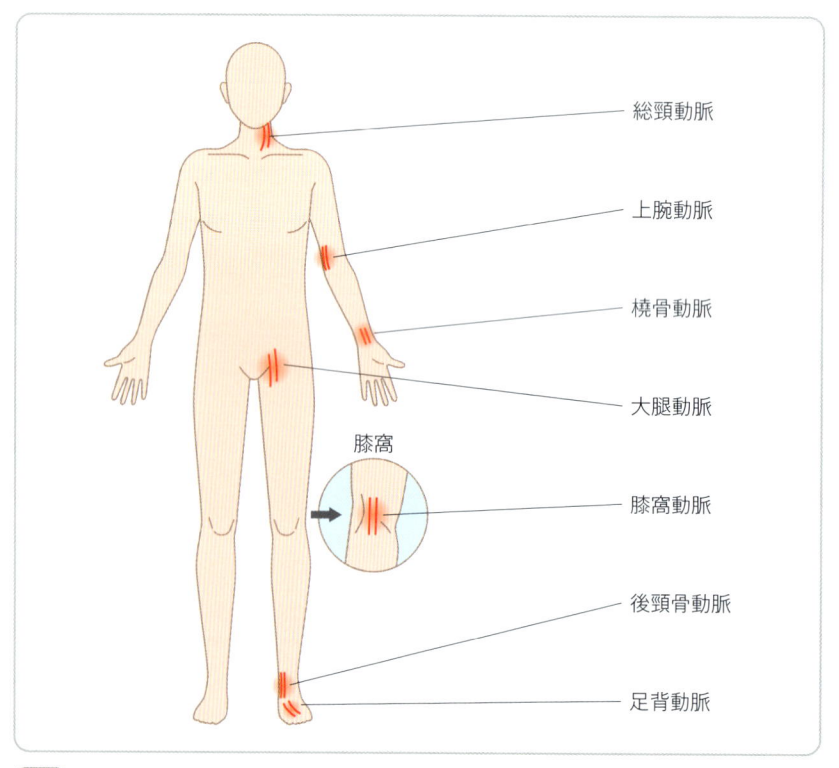

図1　脈拍を触れる場所
抗血小板薬や抗凝固薬，末梢循環改善薬が処方された患者は，四肢末梢の色調や冷感，痛みと一緒に足背動脈が触れるかどうかや左右での差異を確認する必要がある．

表1 脈拍数の目安

成人	60〜100bpm
高齢者	50〜90bpm
乳幼児	90〜130bpm

（文献1より引用）

が生じた場合は，その瞬間の心臓の拍動が末梢の血管に1対1で伝わらないため，脈拍が飛んだり休んだりして感じることがある．そのような場合は，脈拍数≠心拍数となる．

　なお，脈拍はheart rateの頭文字をとりHRと略され，単位にはbeat per minuteの頭文字をとったbpmが使用される．一般成人では60〜100bpmであるのに対し，高齢者はやや少なく50〜90bpm，そして体のサイズが小さくなれば小さくなるほど脈拍は速くなる（**表1**）．規則正しい脈が続くことを洞調律（sinus rhythm）と呼ぶ．よって，洞調律とは心臓の正常なリズムである（1）.

▶️**動画1**
洞調律のリズムを確認しよう

B　測定結果のアセスメント

▶脈が速い／遅い場合

　脈拍数が100bpmを超える状態を頻脈（tachycardia）という．甲状腺機能亢進症などにより二次性にみられることがある．また，体を動かしたとき，入浴後，発熱時など生理的な反応や外的要因によって多くなることもある．

　一方，脈拍数が50または60bpmを下回る状態を徐脈（bradycardia）という．洞不全症候群や房室ブロックなどの心臓疾患でみられる．高カリウム血症，甲状腺機能低下症，副腎機能低下症や低体温などの全身性疾患も徐脈の原因となるので注意を要する．

　なお，頻脈や徐脈でも一定のリズムで脈打つ場合は，それぞれ洞頻脈，洞徐脈と呼ぶ（**図2**，▶️2, 3）．よって，脈拍100bpmは一般成人や高齢者では頻脈となるが，新生児では徐脈傾向となる．

🌿**豆知識**
医療現場では頻脈の状態を「タキってる」と言うこともある.

▶️**動画2**
洞頻脈のリズムを確認しよう

▶脈が一瞬だけ抜ける場合（不整脈）

　たまに脈が抜けたり一定の間隔で抜けたりするような場合は，期外収縮が考えられる．この場合，脈拍数は心拍数と一致しない．期外収縮には上室性と心室性があるが，脈拍からは判断できない．これを判別するには心電図をとる必要がある．また，期外収縮はひとたび出現しはじめると，繰り返し出現することが多い．2回に1回出現する2段脈，3回に1回出現する3段脈

▶️**動画3**
洞徐脈のリズムを確認しよう

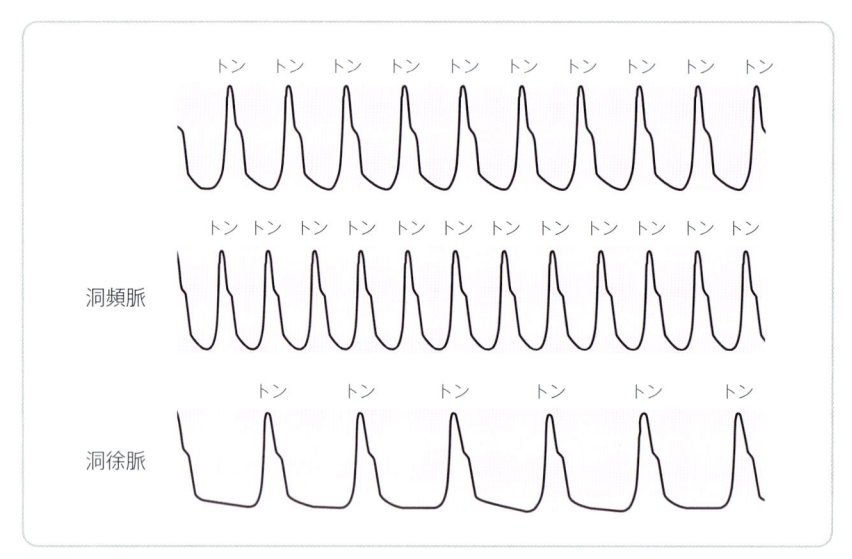

図2 規則正しい脈（生体情報モニタで導出される脈波）

図中ラベル：洞頻脈／洞徐脈

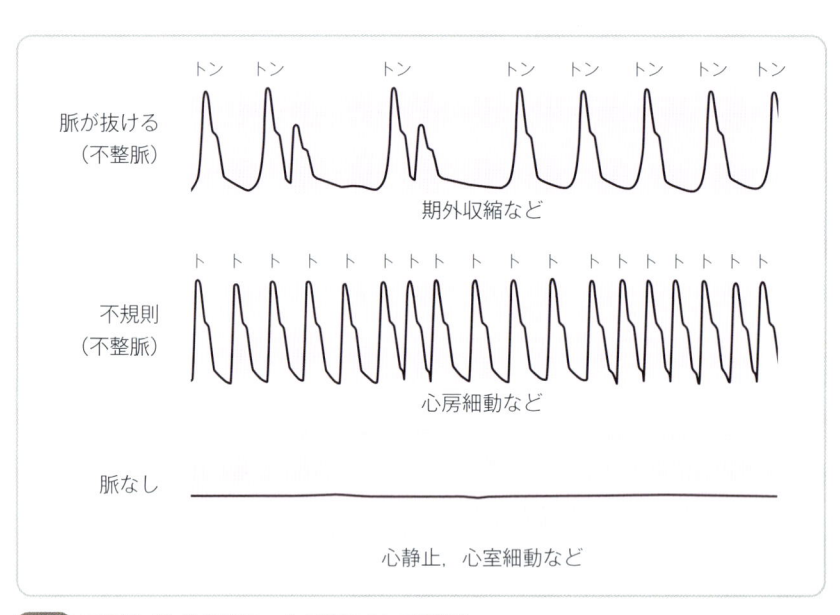

図3 不整脈（生体情報モニタで導出される脈波）

図中ラベル：脈が抜ける（不整脈）　期外収縮など／不規則（不整脈）　心房細動など／脈なし　心静止，心室細動など

などがある．なお，規則的な2段脈では期外収縮ではなく脈拍数が少ない徐脈と判断されることもある．このようなときは，脈拍を測定すると同時に，聴診器で心音を確認すればよい．心音は聴こえても脈拍が触れないようなら，期外収縮があると考えられる（図3，▶4）．

▶動画 4

期外収縮のリズムを確認しよう

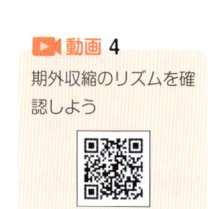

▶ 脈がバラバラで不規則な場合（不整脈）

脈のリズムがバラバラで不規則な場合は，心房細動などが考えられる．絶対性不整脈とも表現される．この場合も，脈拍数は心拍数と一致しない．心拍ごとの血圧にも変動があり，弱く触れたり強く触れたりする．そのような

場合，今までに脈拍が不規則であるという指摘を受けたことがない患者であれば，その段階で受診勧奨することが望ましい．心房細動は不規則な心臓の収縮であるため，心臓に異常があることを疑い，詳細な心電図検査を行う必要がある（図3，　5）．

動画 5
心房細動のリズムを確認しよう

▶ 脈が触れない場合

脈が触れない場合は心停止（cardiac arrest）が考えられる．心停止には，脈の触れない心室頻拍（pulseless ventricular tachycardia：pulseless VT），心室細動（ventricular fibrillation：VF），無脈性電気活動（pulseless electrical activity：PEA），そして心静止（asystole）がある（図3）．

- **心室頻拍**：脈の触れない心室頻拍では，心室が非常に速く拍動しているが，十分な血液循環がなく脈が触れない状態となる．生命を維持するには不十分であり，自動体外式除細動器（automated external defibrillator：AED）の適応である（→ p.119）．
- **心室細動**　6：心室細動は心室が不規則かつ小刻みに収縮しているため，効率的でなく血液を全身に送り出すことができない状態となっている．心停止の一番の原因であり，即時の AED 実施などの医療介入が必要である．
- **無脈性電気活動**：無脈性電気活動（pulseless electrical activity：PEA）では，心電図上では心臓の電気活動が観察されるが，物理的な要因などで心臓が圧迫され，血液を送り出すことができず，脈が触れない状態となっている．圧迫など物理的要因が主であるため，AED の実施は心臓に負担をかけることから禁忌である．そのため，心肺蘇生（cardiopulmonary resuscitation：CPR）とエピネフリンの投与など専門的な医療処置が必要である．
- **心静止**　7：心静止は心臓の電気活動が完全に停止しており，心拍がない状態である．心電図上では平坦な線（flat line）が観察される．ここでも AED は禁忌である．AED が機能するためには，心臓にある程度の電気活動が必要である．心静止の場合は，心電図は平坦であり電気活動が存在しないため，AED は効果的ではない．よって，ここでも心肺蘇生と薬物療法などの救命処置を行う必要がある．

動画 6
心室細動のリズムを確認しよう

動画 7
心静止を確認しよう

C　脈拍に影響を与える薬・副作用モニタリング

脈拍に影響を与える薬は多岐にわたり，それらは心拍数を増加させたり減少させたり，またはリズムを変えたりすることがある．以下に，主な薬剤のカテゴリとその影響についてまとめたが，これらの薬剤以外にも，例えば抗うつ薬や抗精神病薬，さらには一部の抗ヒスタミン薬など，脈拍に影響を与

える可能性のある薬剤に注意が必要である．これらは，特に高齢者や既存の心臓疾患がある患者において，心拍数の不規則性や異常を引き起こすことがある．また，脱水や電解質不均衡など，薬剤以外の因子も脈拍に影響を及ぼす場合があるため，全体的な患者アセスメントが重要となる．

　脈拍の確認は，すべての患者に対して行うというより，降圧薬など心拍数に影響を及ぼす薬を服用している患者などと限定して行うとよいだろう．例えば抗血小板薬，抗凝固薬や末梢循環改善薬などが処方されている患者に対し，四肢末梢の色調，冷感や痛みの有無などとともに，足背動脈が触知できるか，左右差がないかどうかを必要に応じて確認するのもよいだろう．

▶ 心拍数を増加させる薬

- 交感神経刺激薬：アドレナリン作用のドパミン，ドブタミンなどは交感神経を刺激し，心臓の収縮力と心拍数を高める．
- β_2刺激薬：プロカテロール，テルブタリンなどの気管支拡張薬は副作用として心拍数の増加を引き起こすことがある．

▶ 心拍数を減少させる薬

- β遮断薬：プロプラノロール，アテノロールなどはβ受容体を遮断し，心拍数を減少させる．
- カルシウムチャネル遮断薬：ベラパミル，ジルチアゼムなどはカルシウムチャネルを遮断し，心臓の収縮力を減少させる．
- 抗不整脈薬：アミオダロン，ジゴキシンなどは心臓のリズムを整え，心拍数を減少させる効果がある．

---

memo

脈拍と血圧

　脈拍が増加している状態では，心臓はより頻繁に血液を押し出している．これにより，一時的に収縮期血圧が上昇することがある．例えば，運動中やストレスを感じているときなどにこの現象がみられる．また，脈拍が低下している状態では，心臓は血液をゆっくりとしか押し出さないため，収縮期血圧が低下することがある．例えば，リラックスしているときや睡眠中などに起こっている．脈拍と血圧の関係は，血管の状態にも大きく依存する．動脈が柔軟であれば血圧の上昇は抑えられるが，動脈硬化などで動脈が硬くなると，同じ脈拍数の増加でも血圧はより高く上昇しやすくなる．また，脱水症状や出血による血液量の減少は血圧に影響を与える．これらの状態では，脈拍が増加して血圧を維持しようとする反応がみられることがある．脈拍と血圧は互いに影響を及ぼし合うが，その関係は常に直線的ではない．身体の状態，活動レベル，ストレスレベル，薬物の使用など多くの要因がこれらの生理的パラメータに影響を及ぼす．

D 橈骨動脈以外での測定

脈拍を確認できる場所として，手首の橈骨動脈以外にも，総頸動脈，浅側頭動脈，上腕動脈，大腿動脈，膝窩動脈，足背動脈，後脛骨動脈がある（図1，▶8）．

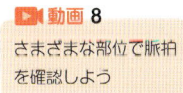

動画8
さまざまな部位で脈拍を確認しよう

- **総頸動脈**：胸鎖乳突筋前縁（喉仏の横あたり）で触れる（写真1, 2）．急変時など末梢動脈では脈拍が触れない場合に使用するが，総頸動脈は強い刺激や圧迫により副交感神経（迷走神経）が興奮し，失神や一過性の心停止を引き起こす可能性があるため，基本的には避ける．急変時に用いられる理由として，数ある脈拍の測定部位において，総頸動脈が最も心臓に近く，血圧が低下した際にも最後まで脈の確認ができるからである．
- **浅側頭動脈**：額の横（耳の上方にある髪の生え際近く）で触れる．通常，脈拍の測定では使用しない．
- **上腕動脈**：肘窩（肘を曲げると腕の内側にできるくぼみ）のやや内側で触れる（写真3, 4）．脈拍が触れにくい場合は，肘を伸ばしてもらうとわかりやすくなる．血圧測定や採血の際によく使用される．

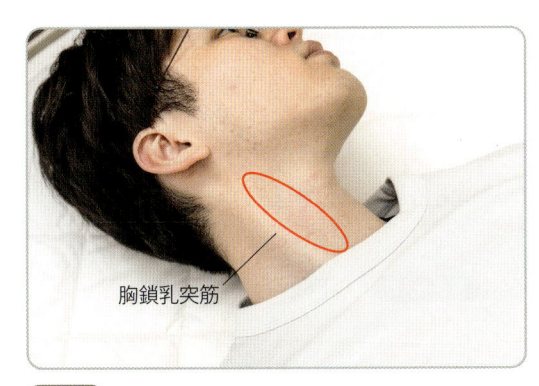
胸鎖乳突筋
写真1 総頸動脈の測定部位

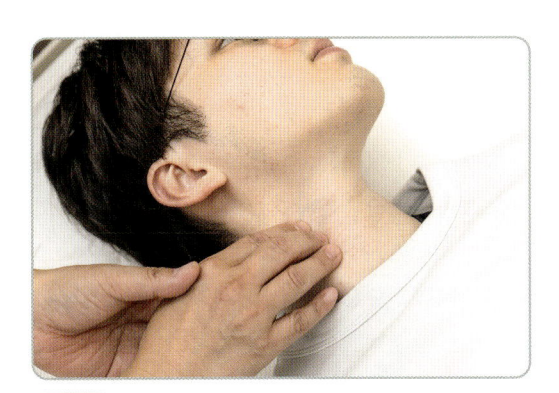
写真2 総頸動脈での脈拍測定

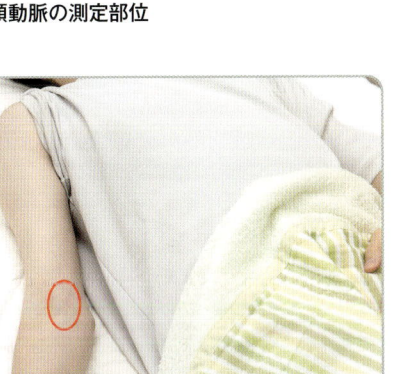
写真3 上腕動脈の測定部位

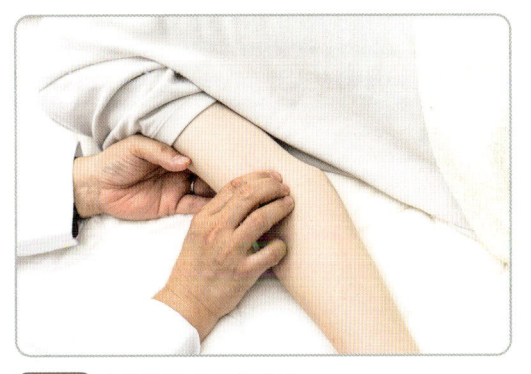
写真4 上腕動脈での脈拍測定

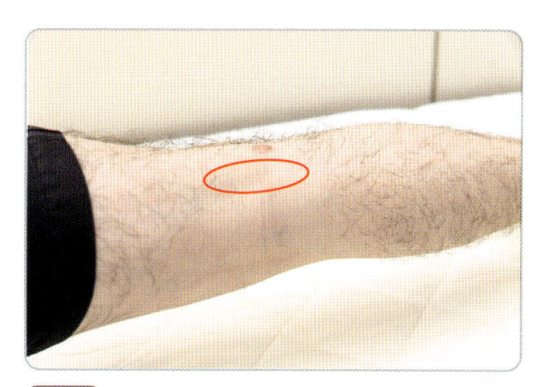
写真5 膝窩動脈の測定部位

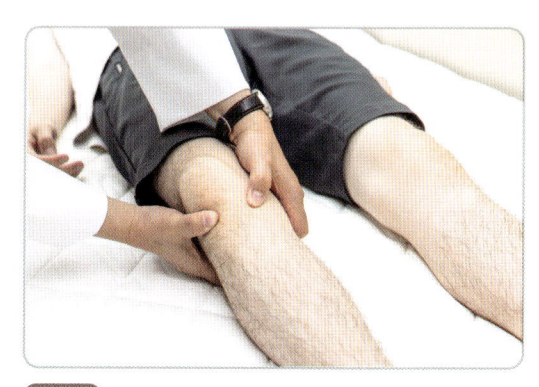
写真6 膝窩動脈での脈拍測定

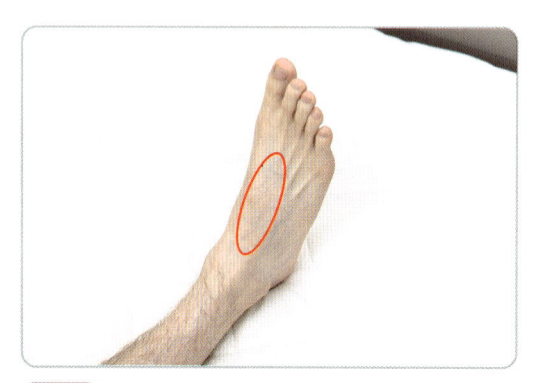
写真7 足背動脈の測定部位

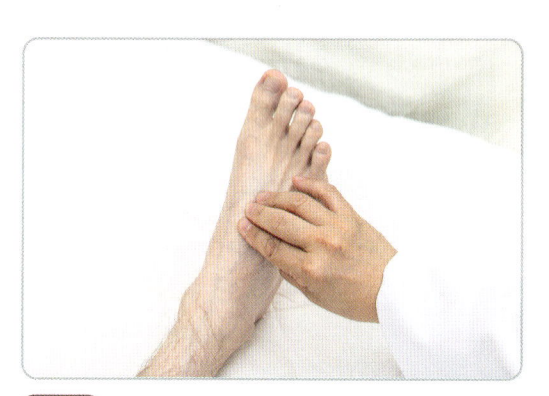
写真8 足背動脈での脈拍測定

- **大腿動脈**：鼠径靱帯（足の付け根あたり）の中央付近で触れる．大腿動脈に直角に指を当て，少し力を入れて押し当てる．肥満がある場合は，相当力を入れて強く押さないと脈拍が触れないこともある．
- **膝窩動脈**：膝窩（膝の裏側の中心あたり）に触れる（**写真5, 6**）．下肢への血液循環状態を評価する際に使用される．
- **足背動脈**：足の甲の中央付近で触れる（**写真7, 8**）．指先が足背動脈に軽く触れる程度で十分である．下肢の動脈硬化症の診断や血管の閉塞がないかを確認するために用いられる．

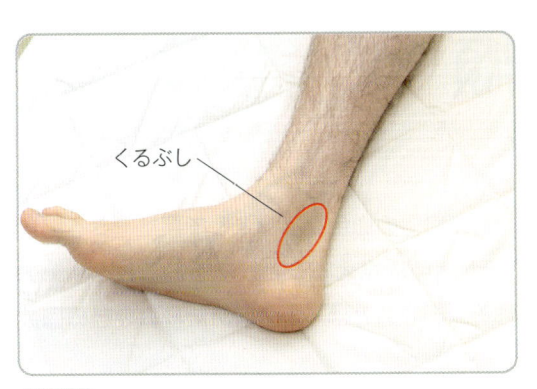

写真9 後脛骨動脈の測定部位

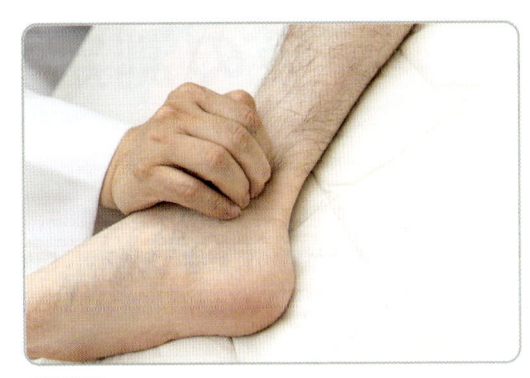

写真10 後脛骨動脈での脈拍測定

- **後脛骨動脈**：内側のくるぶしのかかと側横あたりで触れる（**写真9, 10**）. 足背動脈では脈拍が十分触れないときに下肢の血流の確認として触知する.

---

memo

救急現場での血圧測定（触診法）

　血圧の触診法では，大まかに総頸動脈が触れれば 60mmHg 以上，大腿動脈が触れれば 70mmHg 以上，橈骨・上腕動脈が触れれば 80mmHg 以上，足背動脈が触れれば 100mmHg 以上あると推定することができ，救急の現場で用いられている.

文献

1）　薬剤師・薬学生のためのフィジカルアセスメントハンドブック―医薬品適正使用のために，大井一弥（編集），白川晶一（編集），南江堂，2014 年.

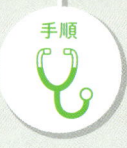

手順

呼吸の測定手順

　呼吸による体内への酸素の取り込み状態は，顔面，特に口唇の血色をみることで類推できる場合がある．呼吸状態が悪い低酸素状態では，口唇，爪床が紫色に見えることがある．これを，チアノーゼという．また，呼吸状態は呼吸数でも評価される．呼吸数とは，1分間あたりの呼吸の回数である．

呼吸数の測定

❶ 準備

● 患者に横たわってもらうか，快適に座ってもらう．
● ストレスや緊張は呼吸数に影響を与えるため，患者がリラックスしていることを確認する．
● 環境は静かで温度調節されていることが望ましい．

❷ 観察の位置

● 患者の胸部や腹部が，呼吸のたびに上下するのをはっきりと観察できる位置につく．

❸ 測定の開始

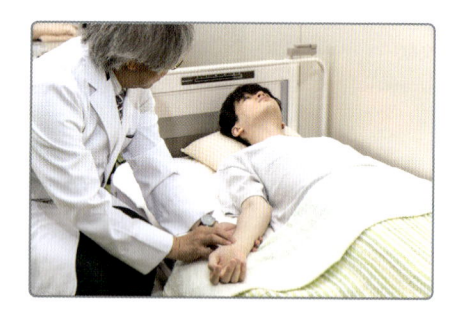

● 患者の吸気と呼気を含む一連の呼吸を1回として数える．
● 測定していることが患者にわからないように脈拍や血圧の測定時に同時に計測するとよい．患者が測定に気づくと，意識してしまい，呼吸パターンが変わる可能性がある．

❹ 深さの確認

● 患者の胸部または腹部の動きを観察し，どの程度の深さであるかを評価する．深い呼吸では胸や腹部が顕著に上下することが特徴である．

❺ 型・リズムの確認

● 呼吸の周期的な変化に注意を払う．正常な呼吸では一定のリズムで均等に行われるが，一部の病状では呼吸の深さや速度が不規則になることがある．

> **ポイント**
>
> - **呼吸数の数え方**：本来は 1 分間の呼吸の回数を計るべきだが，臨床では 20 秒間数えて 3 倍，または 30 秒間数えて 2 倍する．呼吸のリズムが一定であれば，何呼吸に何秒かかるかを計測して，1 分間あたりの呼吸数に換算してもよいだろう．
> - **心電図モニタ**：患者が心電図モニタ装置を装着している際は，自動的に呼吸数が計測される．心電図モニタ装置では，通常，心電図を記録するための電極を胸部に配置するが，これらの電極は心電図の記録と同時に胸部のインピーダンスの測定にも使用される．このインピーダンスの変化パターンを解析することで，呼吸のサイクル（吸気と呼気）を識別し，1 分間に何回の呼吸が行われたかを計算することができる．この方法は非侵襲的で，患者にストレスを与えることなく連続的な呼吸モニタリングを可能にしている．

SpO_2 の測定手順

測定機器

簡易的に計測できる機器として，経皮的動脈血酸素飽和度（SpO_2）モニタ（パルスオキシメータ）を用いる．機種によっては，呼吸数が測定され表示されるタイプもある．

❶ 準備

- 患者がリラックスしている状態を確保し，手を安定した位置に置く．

❷ 配置

- プローブを患者の指に適切に取り付ける．通常は，人差し指か中指に取り付けることが多い．その際，指の爪を上に向けて装置の奥までしっかり挿入する．
- マニキュアやジェルネイルは落とす．
- 年齢や体格に適したプローブ（大人用，小児用，新生児用）を選択する．指先以外にも，足の指先や耳たぶに付ける場合もある．

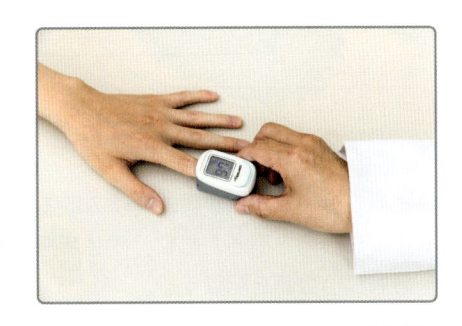

❸ 計測

- パルスオキシメータをオンにして測定を開始する．指先を入れることで自動的に測定が始まる装置もある．
- 安定した数値が得られるまでしばらく待つ．この間，患者は動かないようにする．
- 同時に表示される脈拍数が表示される場合は確認する．

ピークフロー値の測定

測定機器

喘息患者の呼吸機能を在宅で計測する機器として，ピークフローメータがある．最大呼気流量（ピークフロー値）を簡単に得ることが可能であり，気管支の状態が客観的に把握できる．

❶ 準備

- インジケータが最小の値（ゼロ）に設定されていることを確認する．

❷ 位置

- 測定の際は立位または椅子の座位で，背筋を伸ばしてリラックスした姿勢をとる．
- 片手でピークフローメータを持つ．このとき，指で目盛りが隠れないよう持ち方に注意する．
- 数回，深く呼吸した後，できるだけ深く息を吸い込む．最大限に息を吸い込んだら，息がもれないようにすばやく一気に吹く．
- 最大呼気量の測定が目的のため，息を吐ききらなくてよい．

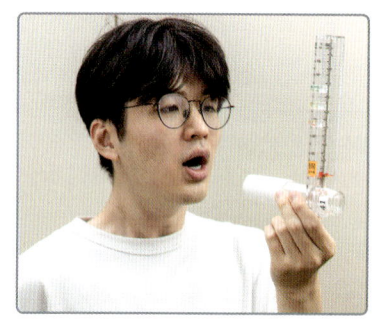 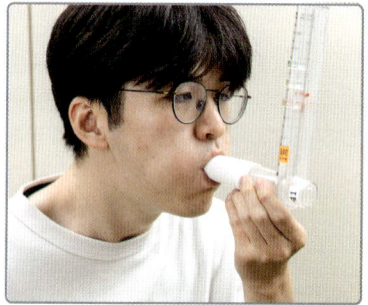

❸ 計測

- インジケータが示す数値を読み取る．
- 正確な数値を得るために，同じ手順を 2〜3 回繰り返し，最も高い数値を記録する．
- 使用後は，マウスピースを清潔に保ち，定期的に洗浄する．

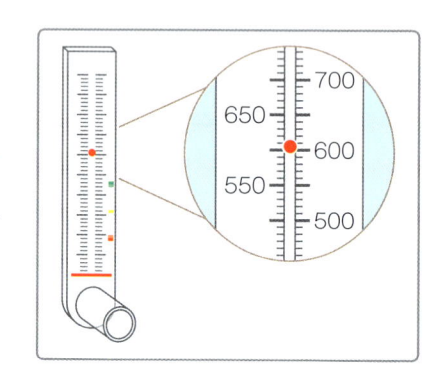

解説

2 ｜ 呼 吸

A 呼吸とは

　呼吸とは，体内に酸素を取り込み，代謝の過程で生じた二酸化炭素を排出する過程である．呼吸状態が悪いとチアノーゼとして顔色や爪床に表れる．チアノーゼは，酸素と結合していないヘモグロビン（還元型ヘモグロビン）の量が多い場合に発現する．ただし，貧血のようにもともとヘモグロビン量が少ないと，チアノーゼの出現がわかりにくい場合がある．パルスオキシメータは，血液中の酸素と結合したヘモグロビンの割合を示している．よって貧血の患者では，そもそも血液中のヘモグロビン量が少ないため，酸素飽和度が高くても酸素の絶対量が足りない場合があるため，注意が必要である．

▶ チアノーゼ

チアノーゼは以下の 3 つに分類される．

- 中枢性チアノーゼ：パルスオキシメータで得られる経皮的動脈血酸素飽和度（SpO_2）が低下する．これは，低酸素血症による動脈血酸素飽和度（SaO_2）の低下に由来する．原因として，気管支喘息などのいわゆる広義の呼吸器機能障害，先天性疾患，先天性肺血管異常などがある．
- 末梢性チアノーゼ：末梢血流が減少するため毛細血管内の血流速度が低下し，組織への酸素移行が増大することで出現する．SpO_2 は低下しない．原因として，閉塞性動脈硬化症などの末梢動脈血流障害，慢性心不全などの心拍出量低下などがある．
- 血液性チアノーゼ：ヘモグロビン異常によって引き起こされるチアノーゼである．原因として，メトヘモグロビン血症などがある．

B 測定結果のアセスメント

▶ 呼吸数と呼吸パターン（図4）
- 正常：成人の呼吸数は 1 分間に 14〜20 回，そして体のサイズが小さくなれば小さくなるほど呼吸数は増加する（表2）．正常時の呼吸では，呼吸の深さ，リズムは規則正しい．
- 過呼吸：呼吸数，リズムは規則正しいが，深さが増加している状態である．過換気症候群でみられる．

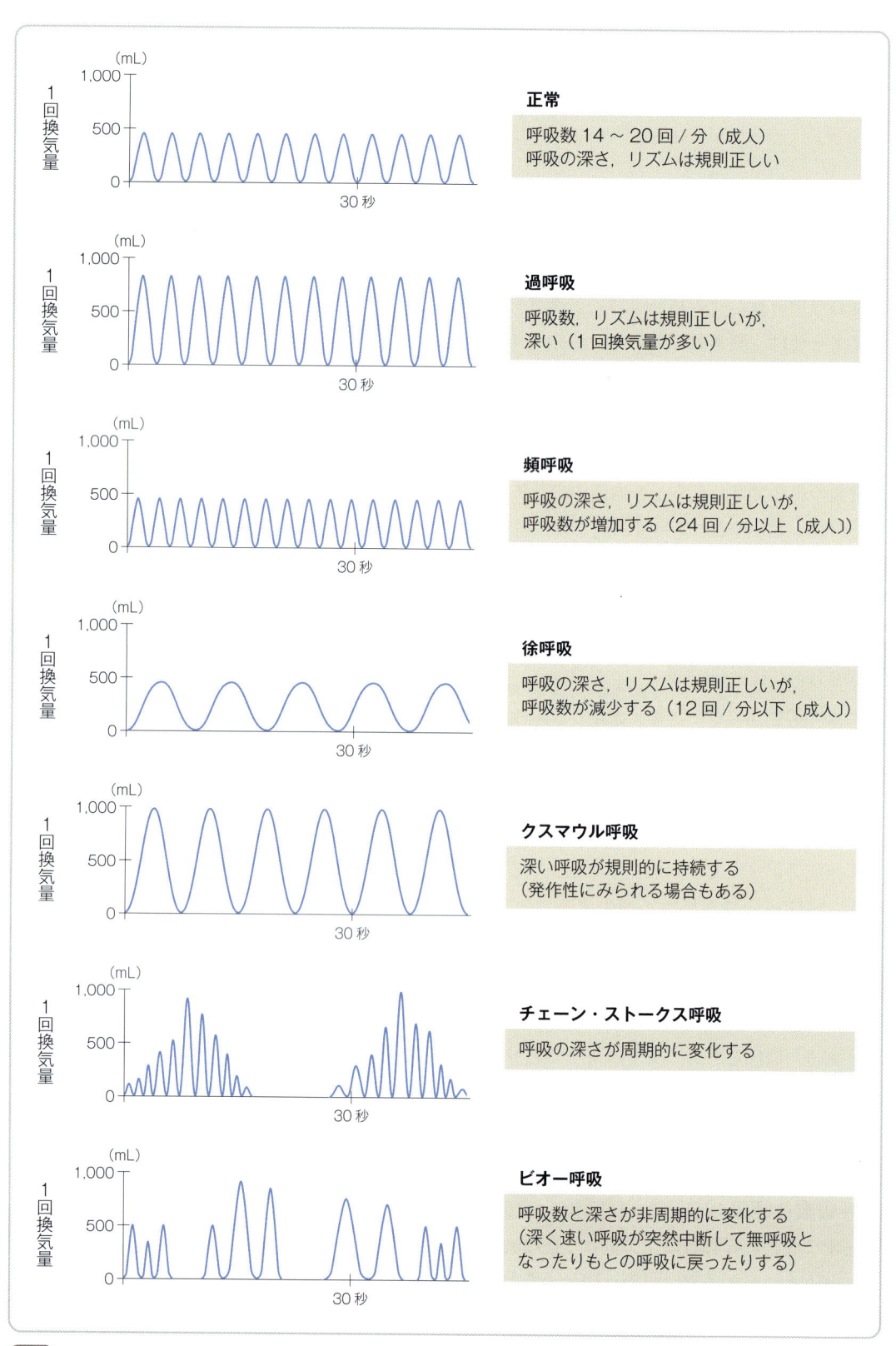

図4 呼吸数と呼吸パターン

正常
呼吸数 14 〜 20 回 / 分（成人）
呼吸の深さ，リズムは規則正しい

過呼吸
呼吸数，リズムは規則正しいが，
深い（1 回換気量が多い）

頻呼吸
呼吸の深さ，リズムは規則正しいが，
呼吸数が増加する（24 回 / 分以上〔成人〕）

徐呼吸
呼吸の深さ，リズムは規則正しいが，
呼吸数が減少する（12 回 / 分以下〔成人〕）

クスマウル呼吸
深い呼吸が規則的に持続する
（発作性にみられる場合もある）

チェーン・ストークス呼吸
呼吸の深さが周期的に変化する

ビオー呼吸
呼吸数と深さが非周期的に変化する
（深く速い呼吸が突然中断して無呼吸と
なったりもとの呼吸に戻ったりする）

表2 正常時の呼吸数

成人	14〜20回/分
学童	20〜25回/分
幼児	20〜35回/分（胸式呼吸）
乳児	30〜40回/分（腹式呼吸）
新生児	40〜50回/分

- **頻呼吸**：呼吸の深さ，リズムは規則正しいが，成人では1分間に24回以上と呼吸数が増加した状態をいう．発熱，肺炎や呼吸不全でみられる．
- **徐呼吸**：呼吸の深さ，リズムは規則正しいが，成人で1分間に12回以下と呼吸数が減少した状態をいう．頭蓋内圧亢進でみられる．
- **クスマウル呼吸**：代謝性アシドーシスで出現する呼吸パターンである．糖尿病や尿毒症などで血液pHが低下すると，それを代償するために深い呼吸が規則的に持続しているパターンとなる．発作的にみられる場合もある．
- **チェーン・ストークス呼吸**：呼吸の深さが周期的に変化する．数秒から10数秒の無呼吸の後，徐々に呼吸が深くなり，過呼吸から再び浅い呼吸を経て無呼吸へというサイクルを繰り返す．
- **ビオー呼吸**：深く早い呼吸が突然中断して無呼吸となったり，もとの呼吸に戻ったりと，非周期的に呼吸数と深さが変化する．脳出血や低酸素状態が原因となり，脳外傷，脳炎や髄膜炎でみられる．

▶ 経皮的動脈血酸素飽和度（SpO_2）

SpO_2の基準値は一般的に96〜99%であり，90%以下は呼吸不全の可能性がある．SpO_2の測定は疾病の重症度の判定，血液ガス測定（PaO_2，$PaCO_2$，pH）のスクリーニング，慢性疾患患者の急性増悪時の入院判定，在宅酸素療法の適応・酸素処方の決定などに重要である．SpO_2と動脈血酸素分圧（PaO_2）の相関グラフは，直線ではなくS字曲線を示す．よって，SpO_2が90%を下回ればPaO_2は急速に低下し始め低酸素状態に陥っていることを意味する．

ただし，爪にマニキュアやジェルネイルをしている場合は正しく測定できない場合がある．また，末端冷え性や爪白癬患者でも正しく測定できない場合がある．さらに，貧血患者では血液中のヘモグロビン量がもともと少なく，酸素飽和度が高くても酸素の絶対量が足りない場合があるため，注意が必要である．SpO_2値が普段から3〜4%低下した場合は，受診を勧める．

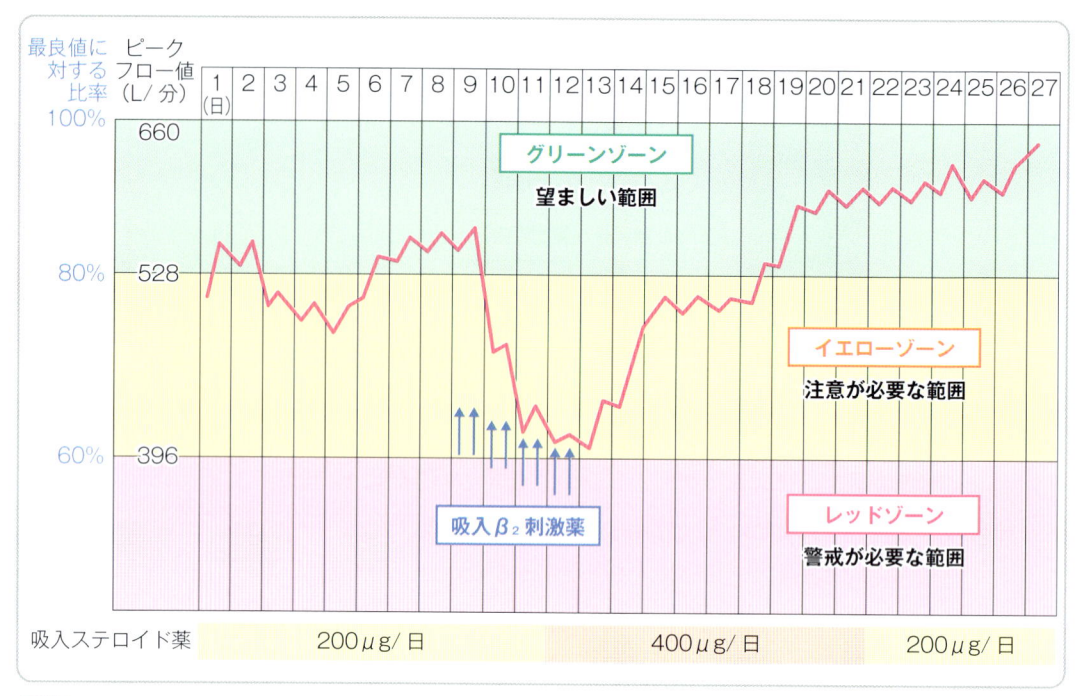

図5 ピークフローメータのカラーゾーンシステム（管理の一例）

（独立行政法人 環境再生保全機構：成人喘息の基礎知識
〈 https://www.erca.go.jp/yobou/zensoku/basic/adult/control/condition/peakflow.html 〉より転載）

▶ ピークフロー値

　ピークフロー値は，喘息患者にとっては日常の自己管理，医療従事者にとっては治療効果の評価や治療方針の確認に用いられる．一般的に，喘息発作症状が現れる前にピークフロー値は低下するので，患者は定期的にピークフロー値を測定・記録することにより発作の早期発見が可能になり，的確な対応をとることができる．

　通常，ピークフローメータには測定値に対する病状の判定を表示するためのカラーゾーンシステムが付いており，薬の使用や受診などの対応の指針として利用できる（**図5**）．なお，ピークフローの基準値は性別，年齢，身長から個別に算出され，換算表などで知ることができる．

- グリーンゾーン（安全）：ピークフローの自己最良値が80〜100％の範囲である．喘息の症状がほとんどなく，日常の活動や睡眠に支障がない状態である．このゾーンでは，喘息がよくコントロールされていると考えられる．一般的にこの状態が3ヵ月以上続いていれば，医師は長期管理薬の減量を慎重に検討する．
- イエローゾーン（要注意）：ピークフローの自己最良値が50〜80％の範囲である．咳，喘鳴，胸部圧迫感などの喘息症状があり，睡眠や日常の活動

が障害される．このゾーンでは，発作の場合と長期的な喘息コントロール悪化のいずれかが考えられる．発作の場合は短時間作用性β_2刺激薬を吸入する．

- **レッドゾーン（要警戒）**：ピークフローの自己最良値が50％以下の範囲である．安静時にも喘息症状があり，日常の活動に支障をきたす．このゾーンでは，ただちに短時間作用性β_2刺激薬，経口ステロイド薬を使用し，症状の改善がみられなければ医師の診察が必要である．

▶ **その他**

疾患や症状などが原因となり，呼気のにおいが特有の場合がある．

- **糖尿病性ケトアシドーシス**：リンゴの香り（アセトン臭）
- **アルコール性ケトアシドーシス**：アルコール臭
- **尿毒症（腎不全）**：尿臭
- **肝性脳症（肝不全）**：カビ臭い刺激臭
- **歯周病，膿胸，肺膿瘍など（嫌気性菌感染）**：嫌気性臭

C 呼吸に影響を与える薬・副作用モニタリング

呼吸に影響を与える薬剤は，慢性呼吸器疾患の管理，手術中の麻酔，緊急時の呼吸支援など，多岐にわたる用途で使用されている．しかしながら，これらの薬剤は副作用を伴うことがあり，患者の健康に重大な影響を及ぼす可能性があるため，副作用のモニタリングは極めて重要である．

- **オピオイド**：重度の痛みを管理するために使用されるが，過剰投与は呼吸抑制を引き起こす可能性があり，細かい用量調整や患者の呼吸状態を綿密に監視することが必要である．
- **β_2刺激薬**：喘息や慢性閉塞性肺疾患（COPD）などの呼吸器系の疾患の治療に用いられ，気管支を拡張して呼吸を容易にする．しかしながら，これらの薬剤は心拍数の増加や筋肉の震えなどの副作用を引き起こすことがあり，これらの副作用に対して患者を適切にモニタリングし，不快な症状を管理することが重要となる．
- **鎮静薬・麻酔薬**：手術や診断処置中に患者の快適性を確保するために使用されるが，呼吸抑制や低酸素血症を引き起こすリスクがある．これらの副作用を避けるために，患者の呼吸状態を継続的に監視し，必要に応じて迅速に呼吸支援を提供することが必要となる．

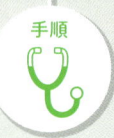

手順

血圧の測定手順

　血圧測定を左右いずれで行うべきかの決まりはないが，測定する際は基本，同じ腕で行うことを勧める．患者自身が測定する場合は，決まった時間と血圧計で測定することが重要である．なお，一般的にカフ（腕帯）は左腕に巻くことでカフの中央が上腕動脈の上にくるようになり，チューブは患者側になり測定もしやすくなる．

聴診法による測定手順

❶ 準備

- 安静にし，リラックスした状態で座ってもらう．環境は静かで温度調節されていることが望ましい．

❷ 位置の確認

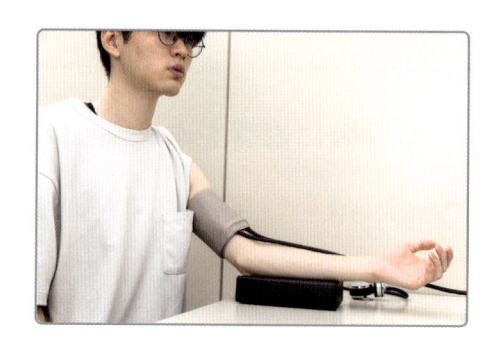

- 肘はテーブルに置き，腕枕などを使用して血圧計の高さを心臓の高さに保って測定する．その際，患者の腕は曲げずに机の上などで支える．

❸ カフの装着

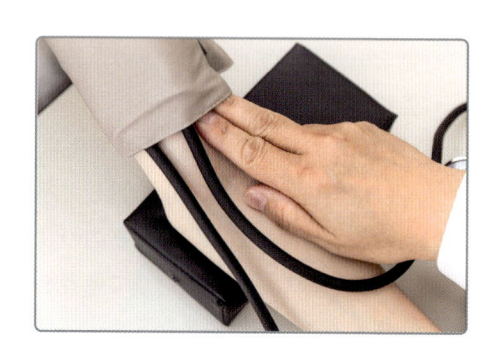

- カフを患者の上腕に巻く．カフは素肌か薄手の服の上に指2本が入るくらいの強さで巻きつける．セーターなど厚手の服を着用している場合は，脱いでもらう．
- カフの下端は肘の上腕動脈から約2cm上になるようにする．
- 中央付近に印が付いている場合，印が上腕動脈の上になるように巻くと圧が均一にかかり，より正確に測定できるようになっている．

❹ 測定の開始

- 肘窩にある上腕動脈を
触診し，聴診器を当て
る場所を確認し，聴診
器を当てる．

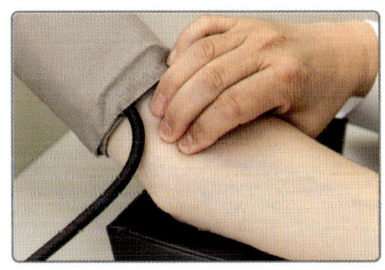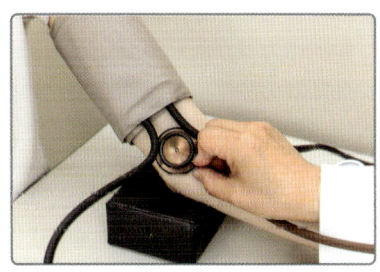

- カフを膨らませるためにゴム球を使い，血圧が完全に遮断されるまで圧力を加える．通常，収縮
期血圧よりも 20〜30mmHg 高い圧力まで膨らませる．
- 次に，ゆっくりとカフの圧力を緩和させる．毎秒 2〜3mmHg（1 心拍ごと 1 目盛くらい）の速
さでゆっくりと圧力を下げていく．
- 拍動音（コロトコフ音）が聞こえ始めるときと，コロトコフ音が消失するときを確認する．最初
に聞こえるコロトコフ音の数値が収縮期血圧値となり，最後に聞こえるコロトコフ音が拡張期血
圧値となる．
- 測定終了後は，カフをゆっくりと外す．

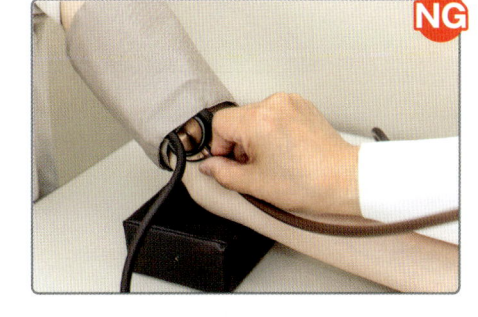

NG 聴診器はわずかな小さな音を聴き取るため，脱気
の音を拾わないよう，カフの下にくぐらせない．

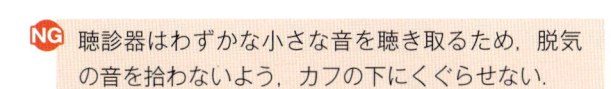

ポイント

- **ネジの方向**：加圧，減圧をスムーズに行うために，
ネジを回す方向を把握する．一般的に，ゴム球上の
ネジが右にくるように持った場合，上（右）に回す
ことで閉鎖系になり，下（左）に回すことで開放系
になる．また，きつく締めすぎると，片手で開ける
ことができなくなるため注意が必要である．

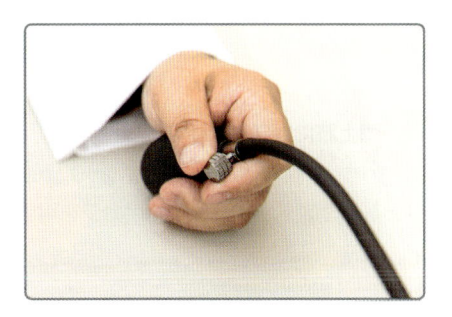

- **適切なカフのサイズと巻き方**：カフのサイズや巻き方が不適切であると，測定値に誤差が生じる
可能性がある．一般的な成人では，カフのゴム囊の幅は 12〜14cm で上腕周囲の 40％程度のも
の，長さは上腕周囲を 80％取り囲むものが望ましい．

【電子血圧計（自動血圧計）の場合】

- 血圧計を起動し，測定を開始する．電子血圧計は自
  動的にカフが膨らみ測定が始まる．測定が終わると
  血圧計の画面に収縮期血圧（最高血圧）と拡張期血
  圧（最低血圧）が表示される．

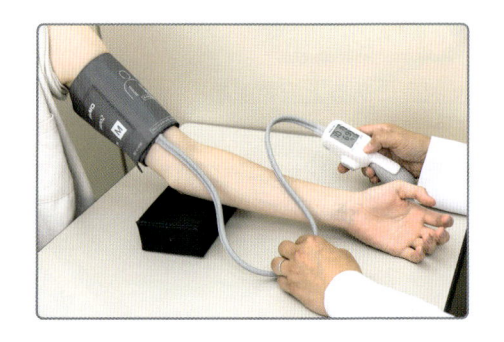

- 手首式電子血圧計の場合は，カフを手首と手のひらの境目から 1〜1.5cm 離して巻きつける．
  その際も，患者の手首は心臓の高さに保つ．

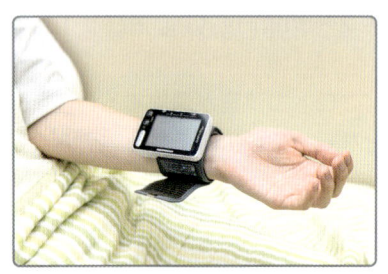
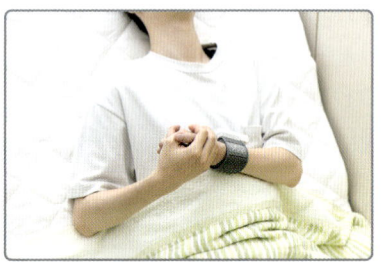

- 腕挿入式血圧計は，腕を筒状のカフに通すだけで簡
  単に血圧が測定できる．

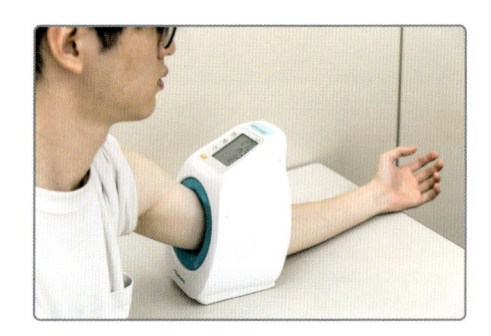

memo

両上肢にカフが巻けない場合

　両上肢にカフが巻けない場合は，足首に上腕用カフを巻いて後脛骨動
脈で測定，あるいは大腿用カフを用いて膝下動脈で測定する場合もある．

触診法による測定手順

触診法は患者の収縮期血圧値の予測に必要である．また，聴診法の問題点である聴診間隙を解決するためにも行われる．聴診間隙とは非正常な無音状態の期間で，カフ圧を下げていくと聞こえていたコロトコフ音がいったん消え（第 2 相の欠如），再び聞こえ始める状態をいう．よって，聴診間隙を逃して次の音を収縮期血圧とした場合は，収縮期血圧が非常に低くなる．まれに高血圧症の患者などでみられる．よって，収縮期血圧が不明な患者においては，カフによる過度なストレスを与えないように触診法によって収縮期血圧を測定しておくことが重要である．

❶ 橈骨動脈の特定

● 患者の手首の側面にある橈骨動脈を指で確認する．

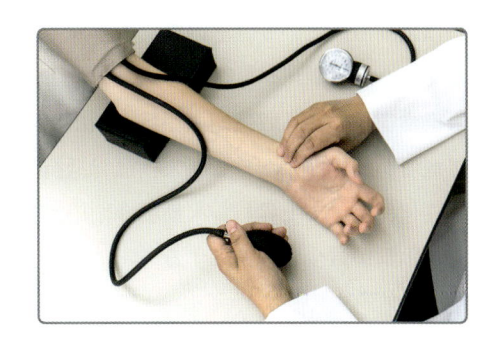

❷ 測定の開始

● 橈骨動脈を触れながらカフを急速に加圧していくと拍動が消える（1 心拍あたり 10mmHg ずつ）．
● この点よりさらに約 30mmHg 上昇させ，毎秒 2～3mmHg（1 心拍ごと 1 目盛りくらい）の速さでゆっくりと圧を下げていく．脈拍を触れるようになった点が収縮期血圧である．
● さらに，そのままカフを緩めていくと脈ははっきりと触知できるようになるが，ある時点から急に弱くなる．この時点が拡張期血圧の近似値とされている．
● その後，カフの圧力をゆっくりと解放する．

この方法は，音が聞こえない環境や聴診器が利用できない状況で有用である．また，収縮期血圧が低い患者での聴診法での測定において無駄な加圧も避けることもでき，ストレスの軽減と測定時間の短縮につなげることもできる．ただし，触診法で得られた収縮期血圧はあくまでも推定値であり，より正確な血圧測定のためには電子血圧計や水銀レス血圧計，アネロイド血圧計を用いた方法が推奨される．なお，触診法で測る収縮期血圧は，聴診法による値よりやや低くなる．これは，コロトコフ音は収縮期血圧を下回るとすぐに聞こえ始めるが，触診法ではその時点で末梢に伝わる脈波が弱く，脈拍として触知できないからである．

3 │ 血 圧

A 血圧とは

　血圧とは，血流が血管壁に及ぼす圧力のことである．血圧には動脈圧と静脈圧があるが，通常は動脈圧を指す．心臓の収縮期に血液が大動脈から駆出されると動脈圧は上昇する．このときの血圧の最も高い圧力を収縮期血圧または最高血圧という．その後，大動脈弁が閉じ，心臓から血液が押し出されなくなり，動脈圧が低下する．この低下した状態の圧力を拡張期血圧または最低血圧という．収縮期血圧は心拍出量が増加したり，動脈硬化などによって血管が硬くなったりして末梢血管抵抗が増すと上昇する．拡張期血圧は動脈硬化によって上昇し，大動脈弁閉鎖があると心臓へ血液が逆流するために心拍出量が減少して低下する．

B 血圧測定の原理

▶ コロトコフ法

　コロトコフ法での血圧測定の原理は，腕の動脈に圧力を加えて血流を一時的に遮断し，その後，徐々に圧力を解放して血流が再開する際に生じる音（コロトコフ音）を聴診器で聴くことに基づいている．血流の乱れ（乱流）によって生じるコロトコフ音を聴診器で聴くことで測定する．動脈内での血流が圧力の変化により一時的に乱れることで，特有の音が発生する（図6）.

　音が聞こえ始めるポイントをスワンの第1点と呼ぶ（図7）.カフ圧を抜くことで流れる血液量は多くなり，音は次第に大きくなる．この際，コロトコフ音もトントンからザーザー，ドンドンと変化していく．それぞれのポイントを第2点，第3点と呼ぶ．音の大きさが最高に達した後，急に音が小さくなり（第4点），音は消失する．この点が第5点となり拡張期血圧の値となる．（▶9），なお，ここでのコロトコフ音は合成音で，わかりやすいように誇張して流している．

▶動画9
コロトコフ音を確認しよう

▶ オシロメトリック法

　オシロメトリック法は，技術的な難しさを伴うコロトコフ法の代替として考案された簡便な測定方式であり，一般的に，電子血圧計で用いられている．この方法は腕に巻かれたカフ内の圧力変動（オシロメーション）をセンサーで検出し，そのデータから血圧の値を求めている．実際，電子血圧計はオシ

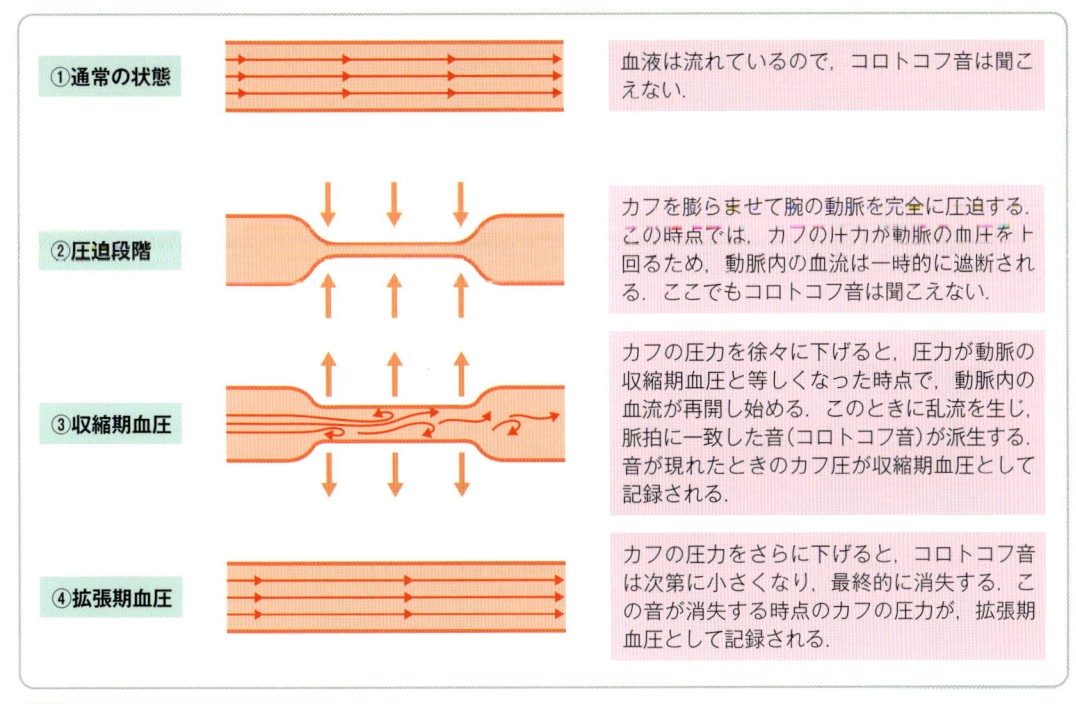

① 通常の状態 — 血液は流れているので，コロトコフ音は聞こえない．

② 圧迫段階 — カフを膨らませて腕の動脈を完全に圧迫する．この時点では，カフの圧力が動脈の血圧を上回るため，動脈内の血流は一時的に遮断される．ここでもコロトコフ音は聞こえない．

③ 収縮期血圧 — カフの圧力を徐々に下げると，圧力が動脈の収縮期血圧と等しくなった時点で，動脈内の血流が再開し始める．このときに乱流を生じ，脈拍に一致した音（コロトコフ音）が派生する．音が現れたときのカフ圧が収縮期血圧として記録される．

④ 拡張期血圧 — カフの圧力をさらに下げると，コロトコフ音は次第に小さくなり，最終的に消失する．この音が消失する時点のカフの圧力が，拡張期血圧として記録される．

図6 コロトコフ法

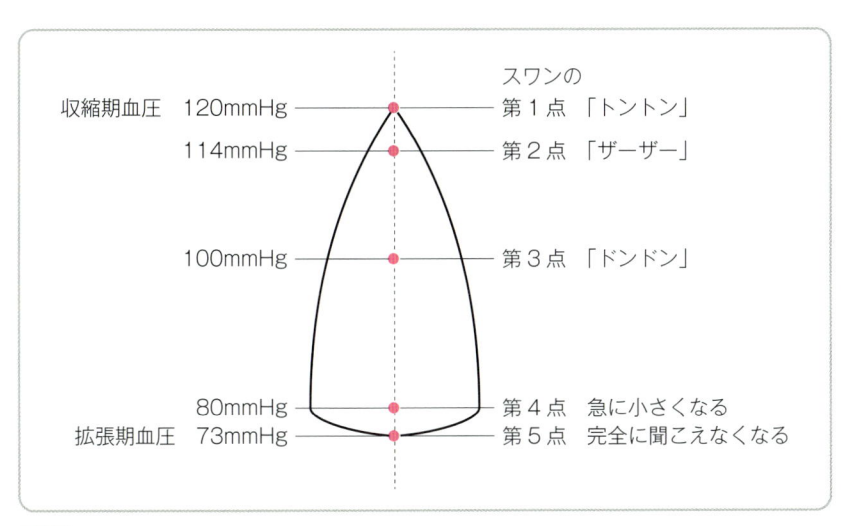

収縮期血圧 120mmHg	スワンの第1点 「トントン」
114mmHg	第2点 「ザーザー」
100mmHg	第3点 「ドンドン」
80mmHg	第4点 急に小さくなる
拡張期血圧 73mmHg	第5点 完全に聞こえなくなる

図7 コロトコフ音の特徴

ロメーションの振幅が最大になる点を特定し，そのときのカフ圧力をマイクロコンピュータで解析し，収縮期血圧として算出している．また，オシロメーションの振幅が減少し始める点も解析し，拡張期血圧として算出している．

オシロメトリック法の特徴は，聴診器を使用せずに血圧測定が可能であり，自動でカフが膨らみ，結果がデジタル表示されることである．よって，オシロメトリック法は利便性と自動化のため，家庭やクリニックでの血圧自己測

定に広く使用されている．薬剤師が血圧を測定する場合にも，基本的にはオシロメトリック法による電子血圧計を使用することになる．

　現在の電子血圧計は高性能なセンサーを搭載しているため，手動式と同程度の正確さで測ることができる．ただし，電子血圧計のすべてがオシロメトリック法を利用したものではない．電子血圧計でもカフにマイクロホンを搭載し，実際にコロトコフ音を拾ってデジタル表示させるタイプもある．

memo
末梢での血圧の値

　血圧の値はどこでも同じだろうか？ 大動脈レベルでの血圧と末梢の細い動脈での血圧は，実際は異なる．心臓に直接つながる大動脈は，何本もの動脈に分岐し，その後さらに小動脈から細動脈へと分岐するにつれて，徐々に内腔が細くなっていく．内腔が細くなると血管抵抗が増え，末梢の細動脈での血圧は，大動脈レベルでの血圧と比べて，だんだん高くなっていく．これは，ピーキング現象と呼ばれる．

　また，自分自身でも，腕にカフを巻きつけられて血圧測定される際に，加圧が終わり，カフの圧力が徐々に抜けていく途中に「ドクドク」と振動を感じることがないだろうか？ この振動こそが，まさに血管音が聞こえるときである．要するに，自分で手動式を使って測るときは，聴診器を使わずとも，この振動を感じることにより，おおよその血圧を知ることができるのである．

C 測定結果のアセスメント

　『高血圧治療ガイドライン』の「成人における血圧値の分類」（表3），「降圧目標」（表4）を示す．服薬指導時には，診察室血圧だけでなく家庭血圧の目標値も伝えるようにする．

▶ 血圧値の確認
- 正常血圧値：成人における正常な診察室血圧は，収縮期血圧が 120mmHg 未満，拡張期血圧が 80mmHg 未満とされている．
- 高血圧値：診察室血圧で収縮期血圧 140mmHg 以上または拡張期血圧 90mmHg 以上，または家庭血圧で収縮期血圧 135mmHg 以上または拡張期血圧 85mmHg 以上の場合は，高血圧（高血圧症）と考えられる．

▶ 高血圧または低血圧の評価
- 高血圧：連続して高い測定値が得られる場合は，生活習慣の見直し，食生活の改善，適度な運動，ストレス管理などが推奨される．必要に応じて医療専門家による治療が必要である．

表3 成人における血圧値の分類

分類	診察室血圧（mmHg）				家庭血圧（mmHg）			
	収縮期血圧		拡張期血圧		収縮期血圧		拡張期血圧	
正常血圧	＜120	かつ	＜80		＜115	かつ	＜75	
正常高値血圧	120〜129	かつ	＜80		115〜124	かつ	＜75	
高値血圧	130〜139	かつ / または	80〜89		125〜134	かつ / または	75〜84	
Ⅰ度高血圧	140〜159	かつ / または	90〜99		135〜144	かつ / または	85〜89	
Ⅱ度高血圧	160〜179	かつ / または	100〜109		145〜159	かつ / または	90〜99	
Ⅲ度高血圧	≧180	かつ / または	≧110		≧160	かつ / または	≧100	
（孤立性）収縮期高血圧	≧140	かつ	＜90		≧135	かつ	＜85	

（日本高血圧学会高血圧治療ガイドライン作成委員会編：「高血圧治療ガイドライン2019」ライフサイエンス出版，p18，表2-5より転載）

表4 降圧目標

	診察室血圧（mmHg）	家庭血圧（mmHg）
75歳未満の成人[*1] 脳血管障害患者 　（両側頸動脈狭窄や脳主幹動脈閉塞なし） 冠動脈疾患患者 CKD患者（蛋白尿陽性）[*2] 糖尿病患者 抗血栓薬服用中	＜130/80	＜125/75
75歳以上の高齢者[*3] 脳血管障害患者 　（両側頸動脈狭窄や脳主幹動脈閉塞あり，または未評価） CKD患者（蛋白尿陰性）[*2]	＜140/90	＜135/85

[*1] 未治療で診察室血圧130〜139/80〜89mmHgの場合は，低・中等リスク患者では生活習慣の修正を開始または強化し，高リスク患者ではおおむね1ヵ月以上の生活習慣修正にて降圧しなければ，降圧薬治療の開始を含めて，最終的に130/80mmHg未満を目指す．すでに降圧薬治療中で130〜139/80〜89mmHgの場合は，低・中等リスク患者では生活習慣の修正を強化し，高リスク患者では降圧薬治療の強化を含めて，最終的に130/80mmHg未満を目指す．

[*2] 随時尿で0.15g/gCr以上を蛋白尿陽性とする．

[*3] 併存疾患などによって一般に降圧目標が130/80mmHg未満とされる場合，75歳以上でも忍容性があれば個別に判断して130/80mmHg未満を目指す．

降圧目標を達成する過程ならびに達成後も過降圧の危険性に注意する．過降圧は，到達血圧のレベルだけでなく，降圧幅や降圧速度，個人の病態によっても異なるので個別に判断する．

（日本高血圧学会高血圧治療ガイドライン作成委員会編：「高血圧治療ガイドライン2019」ライフサイエンス出版，p.53，表3-3より転載）

- **低血圧**：一般的に，収縮期血圧 100mmHg 未満，または拡張期血圧 60mmHg 未満の場合は，低血圧とされている．疲労感，眩暈（めまい），失神などの症状が伴う場合は注意が必要である．

▶ 状況に応じた評価

- **測定条件の考慮**：測定場所，ストレス，運動，カフェイン摂取などが血圧に影響を与えるため，これらの要因を考慮する必要がある．
- **複数回の測定**：一度の測定だけではなく複数回測定し，定期的に確認することが重要である．
- **左右の測定**：血圧値の差が 10mmHg（左＜右）以内であれば正常であるが，それ以上の差があれば大動脈の病変の可能性がある．

D 血圧に影響を与える薬・副作用モニタリング

▶ 低血圧を起こしやすい薬

　血圧に関して，日常生活で特に問題となるのは起立性低血圧である．一般に，起立性低血圧を起こす可能性がある主な原因薬剤は以下のとおりである．

- **降圧薬**：降圧薬は，時に血圧を過度に下げてしまうことがある．β 遮断薬，ACE 阻害薬，ARB，カルシウムチャネル遮断薬などがある．
- **利尿薬**：利尿薬は，過度の利尿作用によって血圧が低下することがある．
- **抗うつ薬**：特に，三環系抗うつ薬や選択的セロトニン再取り込み阻害薬（SSRI）など，一部の抗うつ薬は低血圧を引き起こす副作用がある．
- **α遮断薬**：前立腺肥大症の治療に用いられることが多いこれらの薬は，血管を拡張して血圧を下げるため，低血圧を引き起こすことがある．
- **パーキンソン病治療薬**：ドパミンアゴニストなど，パーキンソン病の症状を管理するために使用される薬剤も，血圧に影響を与え低血圧を引き起こすことがある．
- **抗精神病薬**：統合失調症や双極性障害などの症状を管理するために処方される．これらの薬剤のなかには，副作用として低血圧を引き起こす可能性のあるものがある．

▶ 高血圧を起こしやすい薬

　一般に，血圧上昇をきたす可能性がある主な原因薬剤は以下のとおりである．

- **非ステロイド性抗炎症薬（NSAIDs）**：プロスタグランジン合成阻害作用

による水・ナトリウム貯留傾向があるため，血圧を上昇させることがある．

- **副腎皮質ステロイド薬**：長期間使用すると，これらの薬剤は体内の水分とナトリウムの保持を促進し，血圧を上昇させる可能性がある．
- **LEP・OC**：低用量エストロゲン・プロゲスチン配合薬（LEP），低用量経口避妊薬（OC）が血圧に影響を及ぼし，高血圧を引き起こすことがある．
- **免疫抑制薬**：シクロスポリンやタクロリムスなど移植後の患者に使われることが多いこれらの薬剤は，高血圧を引き起こす副作用があることが知られている．
- **抗うつ薬**：特に三環系抗うつ薬は，一部の患者において血圧を上昇させる可能性がある．
- **血管収縮薬**：一部の点鼻薬や点眼薬に含まれる血管収縮薬は，特に過剰に使用された場合，全身的な血圧の上昇を引き起こす可能性がある．
- **ADHD 治療薬**：メチルフェニデートなど，ADHD の治療に使われる薬剤は，血圧と心拍数の上昇を引き起こすことがある．
- **甘草（グリチルリチン）**：漢方薬に使用されることが多い甘草とその成分であるグリチルリチンは，体内のナトリウムの保持とカリウムの排出を促進する．これにより大量または長期間にわたって摂取した場合に高血圧を引き起こすことが報告されている．
- **エリスロポエチン製剤・HIF-PH 阻害薬**：エリスロポエチン製剤は，赤血球の産生を刺激することで作用するが，血圧の上昇を引き起こす副作用がある．また，HIF-PH 阻害薬もエリスロポエチンの産生を促進し，同様に血圧を上昇させる可能性がある．
- **MAO 阻害薬**：MAO 阻害薬は，チラミン含有食品あるいは三環系抗うつ薬などとの相互作用により，アドレナリン作用が増強して高血圧緊急症をきたすことが報告されている．
- **抗 VEGF 薬**：抗 VEGF 薬は血管新生を抑制することで作用するが，VEGF 阻害による細小血管床減少や一酸化窒素（NO）産生低下によって高血圧緊急症を発症することが報告されている．
- **マルチキナーゼ阻害薬**：がん治療のためにがん細胞の増殖に関与する複数のキナーゼを阻害する低分子化合物が臨床導入されており，部分的に VEGF 受容体に関連するキナーゼ阻害作用を有する薬剤においては高血圧が副作用として認められる．
- **経口血小板減少抑制薬・脾臓チロシンキナーゼ阻害薬**：慢性特発性血小板減少性紫斑病の治療に使用されるこの薬剤は，血管の機能に影響を与え，高血圧を引き起こす副作用があることが報告されている．

　高血圧のモニタリングを行うにあたっては，血圧上昇を引き起こす可能性

がある薬剤のみならず，薬剤投与で血圧上昇をきたすハイリスク群を熟知する必要がある．ハイリスク群とは，高齢者，腎機能や肝機能の低下，投与前からの高血圧，さらに多くの薬剤を服用中の患者などである．発症と重症化予防には薬剤投与前より血圧値を測定し，投与開始後の血圧上昇の時系列変化をみることが重要であり，その把握に家庭での血圧測定や薬局での血圧測定などが重要となる．

E 薬剤師による血圧測定の意義

　血圧測定の手技は，繰り返すことによって習熟できる．しかし，自分の手技に自信をもてないうちは自動血圧計を使っても差し支えない．なぜなら，薬剤師業務は血圧が測れるようになることを目的としていないからである．目的は医薬品の適正使用と医療安全の確保であり，そのための手段として薬剤師が主体的に血圧の値を確認し，それを評価することが重要なのである．例えば日常業務のなかで，降圧薬や副作用としての血圧の変動が予想される医薬品が投与されている患者がいたとする．そのような場合，当然，投与量，薬剤の選択または投与の是非などについて疑義照会を行うが，それが医師に通じないというケースも少なくない．現状では「医師への疑義照会後も，そのまま調剤の指示」などということを薬歴に記載し，一見落着としていないだろうか．薬剤師の見立てが正しければ，服薬後の患者に血圧コントロールの不良や血圧変動がみられるはずであり，これは医薬品の適正使用と医療安全の確保の観点からすれば，極めて大きな問題となる．すなわち，「医師への疑義照会後も，そのまま調剤の指示」となった患者に薬を渡した後も，状況に応じて経過観察を行う必要があるのである．そのようにすれば，薬剤師自らが血圧を測定し経過を把握することで，有害事象の回避につなげられるかもしれない．そのような活動はファーマシューティカルケアそのものでプレアボイドにつながっていくものであり，今後の薬剤師業務の中心となっていくと考える．

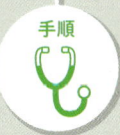

体温の測定手順

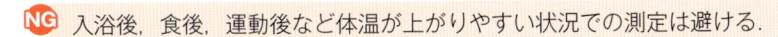

❶ 測定環境

● 測定前には 10 分程度の安静を保つ. 環境は静かで温度調節されていることが望ましい.

● 汗をかいている場合には, 十分に拭き取る.

NG 入浴後, 食後, 運動後など体温が上がりやすい状況での測定は避ける.

❷ 測定

● 体温計を, 下から突き上げるように腋窩中央部に差し込む.

● 測定中は, 反対側の手で上腕部を押さえ, 動かないようにする.

● 測定開始から 15〜90 秒後に予測体温が表示される (機種により異なる).

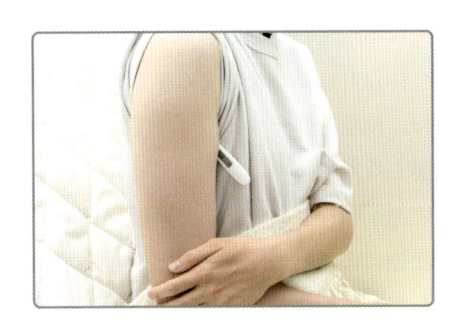

注意点

• **清潔を保つ**：体温計は, 衛生面の問題から患者ごとに専用のものを用意することが望ましい. しかし, 実際には複数の患者に使用することが多いため, 使用後は検温部をアルコール綿で消毒して清潔を保つ.

• **検温部の温度**：同一患者で体温計を繰り返し使用する際は, 検温部が温められていると温度を正確に感知できないため, 検温部を濡れたガーゼなどで一度冷やしてから用いる.

4 ┤ 体温

A 体温とは

　体温とは，身体の内部の温度をいう．しかし，直接測定することができないため，この温度により近い数値を示し，かつ測定しやすい部位の温度を体温としている．また，37℃は発熱とは限らない．実は，日本人の腋窩体温の平均値はおよそ36.9℃である．実際に，発熱とは平常体温より1℃以上高くなった場合をいう．なお，体温は1℃上昇するごとに脈拍は8〜10回/分速くなる．

　体温計にはさまざまな種類があり，患者の症状モニタリングに使用する際は，機器を統一するなど注意する．発熱がみられた場合，その持続時間を考慮しながら，原因は何であるか，例えば薬剤の副作用や感染症による化学的刺激，精神的興奮による刺激，あるいは腫瘍や血腫の存在による視床下部の圧迫による物理的刺激などを考慮することは大事である．体温の測定部位として一般的に頻用されるのは，腋窩部での測定である．これまでは電子体温計での予測式の測定が主流であったが，近年では外来受付や待合室でのスクリーニングに非接触型の体温計も使用されるようになった．

　腋窩中央部は腋窩動脈が走行しており，動脈血の温度が反映されやすいとされている（**図8**）．

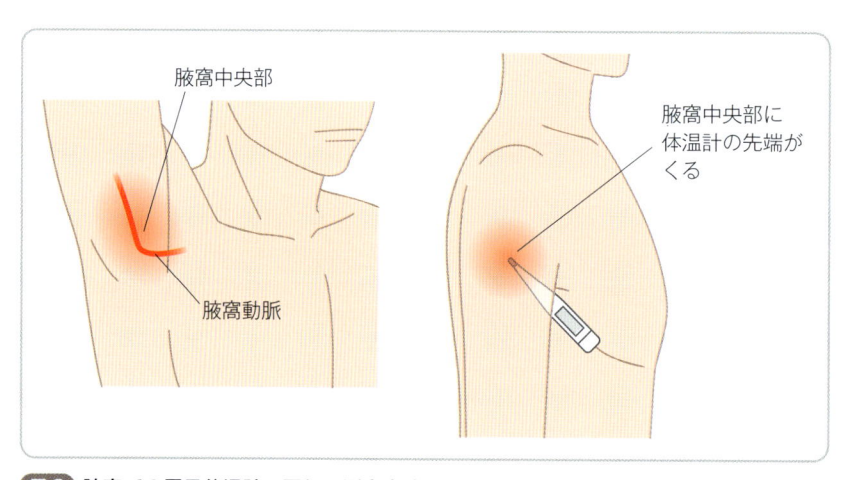

図8 腋窩での電子体温計の正しい測定方法

B　体温測定の原理

　電子体温計は温度変化に敏感なセンサーが内蔵されており，このセンサーは温度変化によって電気抵抗または起電力が変わる性質をもつ．これらの電気信号は電子回路によって処理され，体温に相当する数値として測定される．

　電子体温計は，測定開始から 15～90 秒後の体温の上昇の度合いから，10分後には何℃まで上昇するのかを反映する換算式により算定し，予測体温としてデジタル表示される．しかしながら，実測値を測定したい場合は，15～90 秒後（機種による）のビープ音が鳴った後にも測定を続けることができる．これらの機種では，体温がプラトーに達する約 10 分後に再度ビープ音が鳴り，実測体温が表示される．

🫛 豆知識
実測体温を示す際，画面表示℃の上に横棒が入る機種もある．

C　測定結果のアセスメント

　発熱がみられた場合，その持続時間を考慮し，原因は何であるか，例えば薬剤の副作用や感染症による化学的刺激，精神的興奮による精神的刺激，あるいは腫瘍や血腫の存在による視床下部の圧迫刺激などの物理的刺激によるものかなどを考慮することが大事である．

　例えば，37.4℃という体温が測定できた場合，微熱という評価で終わらせてしまうと意味がない．昨日の体温が 39.4℃であり，尿路感染を疑って抗菌薬が投与された患者だった場合は，その値は大きな意味をなす．現在の体温が 37.4℃という情報は治療効果の確認につながり，カルテに記載する，または伝えることにより，チーム内で連携をとることが可能となる．

memo
熱中症対策

　夏場の日常生活で話題になる症状のひとつに熱中症がある．熱中症の主な症状には，高体温，立ちくらみ，筋肉のけいれん，体のだるさ，吐き気，異常な汗，皮膚の異常，そして意識障害などがある．熱中症は，高温多湿な環境に体が適応できずに発生する．熱中症の予防策としては，こまめな水分補給，塩分の適度な摂取，通気性の良い軽装，日差しを避けるための帽子や日傘の使用，エアコンや扇風機を利用して室内の温度を快適に保つことなどが挙げられる．もし熱中症が疑われる場合は，まず涼しい場所に移動し，体を休ませることが重要となる．次に，衣服を緩めて冷たい水で体を冷やし，特に首や脇の下，足の付け根などを重点的に冷やす．意識がある場合は水分と塩分を含む飲料を摂取させるが，意識がない場合は無理に飲ませず，すぐに医療機関に連絡する．迅速な対応が重症化を防ぐカギとなるため，適切な応急処置を行い，必要に応じて医療機関を受診させることが大切である．

発熱に影響を与える薬・副作用モニタリング

▶ **熱を下げやすい薬**

　解熱に影響を与える薬は，解熱鎮痛薬が主である．これらの薬は体温を下げ，痛みを和らげる効果がある．主な薬には以下が挙げられる．解熱鎮痛薬以外で発熱に影響を与える薬には，特定の病態や症状に対応するものがある．これらの薬剤は通常，特定の疾患の治療に用いられ，その副作用として体温に影響を与えることがある．

- アセトアミノフェン：体温を下げると同時に，軽度から中等度の痛みを和らげる効果がある．副作用が少ないため，子どもから大人まで広く使用されている．
- 非ステロイド性抗炎症薬（NSAIDs）：解熱，鎮痛，抗炎症作用がある．頭痛，生理痛，筋肉痛などにも効果がある．
- 抗菌薬：感染症が原因で発熱がある場合，抗菌薬が処方されることがある．これらは直接体温を下げるものではなく，感染を治療することで間接的に発熱を抑える．
- 抗ウイルス薬：インフルエンザなどのウイルス性感染症に対して用いられる．これらの薬も感染そのものを治療することで体温を下げる効果がある．
- 副腎皮質ステロイド薬：強力な抗炎症作用があり，自己免疫疾患や慢性炎症性疾患の治療に用いられる．これらの薬剤は炎症を抑えることで，間接的に発熱を下げる．
- 抗マラリア薬：マラリアの治療や予防に用いられる薬で，マラリアによる発熱を抑える効果がある．
- その他，発熱を伴う特定の病態に対する薬：がんやヒト免疫不全ウイルス（HIV）感染など，発熱を伴う特定の病態に対して用いられる薬剤は多い．

▶ **熱を上げやすい薬**

　身体所見や検査所見から他の原因を認めず，原因薬剤の投与に伴って起こり，中止により改善するタイプの発熱がある．これは薬剤性発熱（薬剤熱）と呼ばれ，薬物が体内で免疫反応や炎症反応を引き起こすことによって発生する．以下はそのような薬剤の例である．

- 抗菌薬：一部の抗菌薬は，薬剤熱の原因となることがある．薬剤熱を診断するカギは，他の原因による発熱，特に感染症による発熱を除外することである．薬剤熱を感染症ととらえ抗菌薬などを開始し，薬剤の過剰投与につながってしまうことも起こり得るので，注意が必要である．

- **抗精神病薬**：抗精神病薬により引き起こされる副作用のひとつである悪性症候群の症状として，高熱を引き起こす可能性がある．
- **生物学的製剤**：がんや自己免疫疾患の治療に用いられる生物学的製剤は，体の免疫応答を変化させるため，発熱を引き起こすことがある．
- **抗がん薬**：一部の抗がん薬は，体内での反応によって発熱を引き起こすことがある．これは治療による副作用として現れることがある．
- **免疫調節薬**：免疫システムを調節する薬剤は，時に免疫反応を引き起こし，それに伴い発熱を引き起こすことがある．

E　腋窩以外での測定方法

　腋窩以外での体温測定方法には，額，口腔，直腸および耳などいくつかの代替部位がある．これらの方法は，さまざまな状況や患者の年齢，状態に応じて選択される．以下に，各方法について簡単に説明する．

- **額測定**：赤外線体温計が最も一般的である．非接触型であるため，感染症が流行している際には便利である．ただし，いくつかの注意点がある．まず，直射日光下での使用は避ける．また，額で検温する際は，しっかり前髪を上げる．その際，体温計との距離は一定を保つようにする（写真 11）．さらに，寒い場所から急に暖かい場所に入った場合は顔がほてっているため，ほてりが落ちつくまで待つ．同様に，寒い場所にいて額が冷たい場合は体温が低く表示される可能性があるので，室内の温度に慣れ額が温まるまで待つ．経時的に測定する際は，同じ部位で行うようにする．

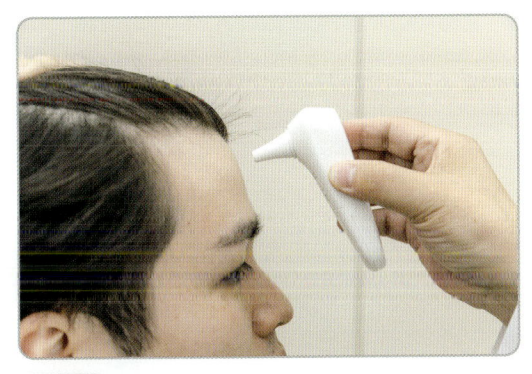

写真 11　額での体温測定

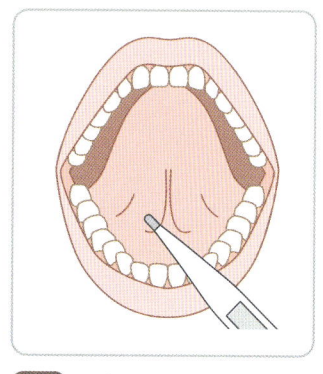
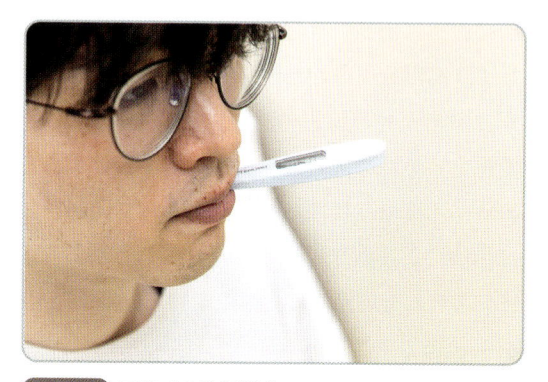

図9 口腔内での正しい測定方法　　**写真12** 口腔での体温測定

- **口腔内測定**：清潔な体温計を，舌下の最も奥にある舌小帯の両側，つまりスジのすぐ横に置き，患者に口を閉じて静かにしてもらう（**図9**，**写真12**）．口腔内測定によって得られる体温は比較的正確であり，大人や協力的な子どもに適している．

- **直腸測定（経直腸）**：体温計に潤滑剤を塗り，患者が横たわるか膝を抱えた姿勢で，体温計の先端を脊柱と並行に慎重に直腸に挿入する．なお，挿入の深さは乳児の場合は約3cm，成人の場合は約6cmを目安とする（**図10**）．誤挿入を防ぐためには，あらかじめ印をつけたり，挿入する目安に近い所を把持したりする．直腸測定によって得られる体温は非常に正確で，特に乳幼児や重症の患者に推奨される．しかし，感染のリスクや不快感があるため，注意が必要である．実際には，直腸測定の体温のほうが口腔内測定の体温よりもわずかに高い．

- **耳（鼓膜）測定**：専用の耳式赤外線体温計を使用し，患者の耳道に優しくまっすぐ挿入して，奥にある鼓膜やその周辺の温度を測定する（**図11**）．耳測定は迅速で侵襲が少なく，特に小児に適している．しかし，耳の形状や耳垢の存在が測定精度に影響を与えることがある．

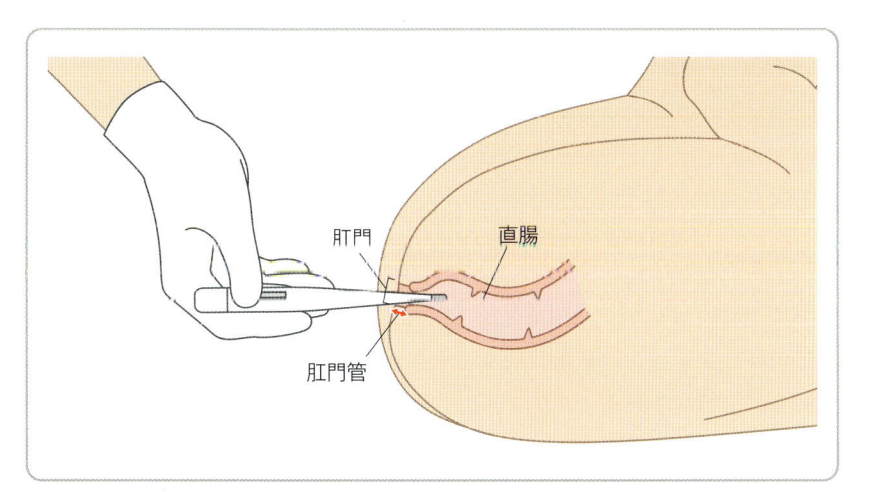

図 10 直腸での正しい測定方法（乳児）

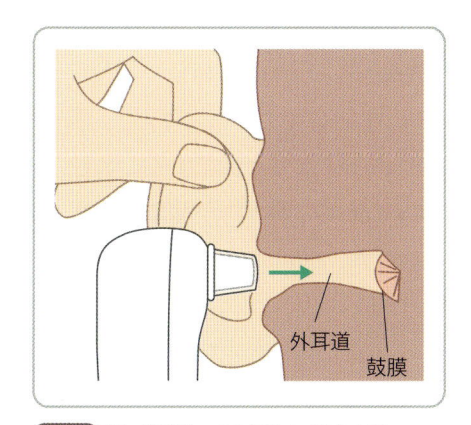

図 11 耳（鼓膜）での正しい測定方法

解説

5 ┣ 意識レベル

A 評価方法

▶ ジャパン・コーマ・スケール（JCS）

わが国で主に用いられている意識レベルの評価指標はジャパン・コーマ・スケール（Japan Coma Scale：JCS）である．JCS は 3-3-9 度方式とも呼ばれる．

JSC の評価を 表5 に示す．意識レベルがスケールとして数値で示され，刺激しないでも覚醒している状態は 1 桁で表現される（▶10〜12）．次に，刺激すると覚醒するが刺激をやめると眠り込む状態は 2 桁で表現される（▶13〜16）．最後に，刺激しても覚醒しない状態は 3 桁で表現される（▶17〜19）．

意識レベルに問題がないときには，「JCS：0」と書くことになるが，「意識：清明」「意識：クリア」「consciousness：clear」などと表記することも多い．このほか，不穏状態があれば R（restlessness），糞便失禁状態があれば I（incontinence），自発性喪失状態があれば A（akinetic mutism または apallic state）などの付加情報をつけて表す（例；JCS20A，JCS200RA など）．

▶動画 10〜12
- JCS：1

- JCS：2

- JCS：3

▶動画 13〜16
- JCS：10

- JCS：20

- JCS：30

▶動画 17〜19
- JCS：100

- JCS：200

- JCS：300

表5 JCS の評価

点数	状態
Ⅰ　刺激しないでも覚醒している状態	
1	だいたい意識清明だが，いまひとつはっきりしない
2	見当識障害がある
3	自分の名前，生年月日が言えない
Ⅱ　刺激すると覚醒する状態	
10	普通の呼びかけで容易に開眼する
20	大きな声，または体をゆさぶることで開眼する
30	痛み刺激を加えつつ呼びかけを繰り返すとかろうじて開眼する
Ⅲ　刺激しても覚醒しない状態	
100	痛み刺激に対し，払いのけるような動作をする
200	痛み刺激で少し手足を動かしたり，顔をしかめたりする
300	痛み刺激に反応しない

見当識障害：人物，時間，場所，状況についての認識が正しくない状態

▶ グラスゴー・コーマ・スケール（GCS）

海外でも使用される意識レベルの評価指標にグラスゴー・コーマ・スケール（Glasgow Coma Scale：GCS）がある．開眼反応（E：eyes open）は4段階，最良言語反応（V：best verbal response）は5段階，最良運動反応（M：best motor response）は6段階で評価する．記述は，「合計何点（E○点，V○点，M○点）」と表現される（例：GCS・8〔E3，V3，M2〕など）．正常は15点満点，深昏睡は3点となり，点数は小さいほど重症となる（表6）．

memo
JCS が 3-3-9 度方式と呼ばれる理由

　JCS が 3-3-9 度方式と呼ばれる理由は，覚醒の程度によって意識障害を3群に分け，さらにそれぞれを3段階に区分し，全部で9つに分けていることから，婚礼の席上で新郎新婦が交わす夫婦杯（めおとさかずき）をたとえている．3つの盃で3回ずつ計9献の神酒を酌み交わすことから，三三九度（さんさんくど）と呼ばれている．

表6 GCS の評価

開眼反応（E）	自発的に開眼する（spontaneous）	4
	呼びかけにより開眼する（to speech）	3
	痛み刺激により開眼する（to pain）	2
	全く開眼しない（nil）	1
最良言語反応（V）	見当識あり（orientated）	5
	混乱した会話（confused conversation）	4
	不適切な言葉（inappropriate words）	3
	理解不能の応答（incomprehensible sounds）	2
	反応なし（nil）	1
最良運動反応（M）	命令に従う（obeys）	6
	疼痛部に適切に反応（localises）	5
	逃避する（withdraws）	4
	異常屈曲（abnormal flexion）	3
	伸展する（extends）	2
	反応なし（nil）	1

3つの項目の点数の合計で評価する．

B 意識レベルとは

　意識の状態は，患者の覚醒度，反応性，会話の内容や一貫性，そして混乱の有無などから評価する．また，痛みや音声などの外部刺激に対する患者の反応からも評価する．さらに，まばたき，頭の向き変更，四肢の動きなど身体的反応も意識レベルの評価に含まれる．これらの患者の意識状態は，意識レベルという基準（ものさし）から数値で評価する．数値で表すことにより，意識状態を第三者へ詳細に伝えることができる．

C 意識レベルに影響を与える薬・副作用モニタリング

　薬剤性せん妄は，原因となる薬を開始・増量することで発症する．これらは，神経伝達物質が介在する神経系に直接作用することが，その主な機序と考えられる．特に原因となりやすいのは，アセチルコリン神経系の機能低下を起こす薬剤である．アセチルコリン神経系は脳において，注意，意識，思考，睡眠，記憶など多くの精神神経機能を統制しており，せん妄患者ではこれらの機能が低下してさまざまな症状をきたすと考えられている．アセチルコリン神経系の機能低下を起こす作用，すなわち抗コリン作用の高い薬剤については注意が必要である．ただし，以前から日常的に服用していた薬でも，別の薬と相互作用を起こしたり，肝臓・腎臓の機能が悪化して薬の代謝や排泄が障害されたりすることで，薬の血中濃度が上昇してせん妄を発症することがある．特に高齢者では，加齢により肝臓・腎臓の機能が低下していること，脳が薬の影響を受けやすいこと，基礎疾患の増加により服薬数が多くなることから，薬剤性せん妄を発症しやすい傾向がある．もちろん，臨床用量の範囲内での使用においても副作用としてせん妄や意識障害を引き起こす可能性のある薬剤がある．

- **抗不安薬**：GABA$_A$受容体作動薬（ベンゾジアゼピン系薬，非ベンゾジアゼピン系薬）などは，過剰に使用されると意識の混濁，昏睡や薬剤性せん妄を引き起こす可能性がある．
- **オピオイド鎮痛薬**：モルヒネやオキシコドンなどのオピオイド系鎮痛薬は，痛みを和らげる効果があるが，高用量で使用すると呼吸抑制や意識障害を引き起こす可能性がある．
- **抗てんかん薬**：バルビツール酸系の抗てんかん薬は，過剰に使用すると意識の混濁や意識障害を引き起こすことがある．
- **筋弛緩薬**：一部の筋弛緩薬は中枢神経系に作用して筋肉の緊張を緩和するが，副作用として意識障害を引き起こすことがある．

- **抗精神病薬や抗うつ薬**：ドパミン受容体拮抗薬や選択的セロトニン再取り込み阻害薬（SSRI）やセロトニン・ノルアドレナリン再取り込み阻害薬（SNRI）などがあり，特に高用量で使用された場合，これらの薬剤は意識の混濁や他の認知障害を引き起こす可能性がある．
- **抗ヒスタミン薬**：中枢神経に移行しやすく受容体選択性が低い第一世代抗ヒスタミン薬については，せん妄を起こす可能性がある．
- **H$_2$ 受容体拮抗薬**：シメチジン，ラニチジンといった H$_2$ 受容体拮抗薬には抗コリン作用があり，時にせん妄を引き起こすことが知られている．
- **パーキンソン病治療薬**：抗コリン性パーキンソン病治療薬は抗コリン活性を有し，せん妄のリスクとなり得る．しかし，抗コリン性パーキンソン病治療薬に限らずパーキンソン病治療薬の急な中止は，運動症状の急激な悪化やまれに悪性症候群をきたすおそれがあるため注意が必要である．

memo

薬剤性せん妄

　医薬品によって誘発される，あるいは退薬時に起こるせん妄は，薬剤性せん妄とも呼ばれる．せん妄は脳が機能不全を起こした状態で，軽い意識障害や注意障害といった症状を中心に，睡眠・覚醒リズムの障害，認知機能障害，感情障害など多彩な精神症状がみられる．せん妄は医薬品だけでなく，脱水や感染症，入院や手術といった身体・環境の変化などさまざまな要因が重なり合うことで発症に至る．また，高齢者や認知症などの脳変性疾患，脳梗塞などの脳血管疾患の既往がある患者は，せん妄を発症しやすいといわれている．

解説

6 ┤ 尿

　一般的に，バイタルサインとは，脈拍，呼吸，血圧，体温，そして意識の5つを表すが，最近では尿量を加える場合もある．尿量や尿の頻度，性状の評価は，患者の健康状態や体内の水分バランスを把握するために重要である．また，特定の健康問題の診断や治療計画の立案に役立つことがあるので，バイタルサインのひとつとされつつある．

　特に，腎機能，心臓の状態および体内の液体の状態を評価する際に役立つ．

A 評価方法

　尿を排泄するたびに尿を特定の容器に集め，尿量と色を確認する．また，1日に何回尿を排泄するか時間も記録する．導尿カテーテルを使用している場合も採尿バッグの尿量と尿の色を確認する．

B 尿量・頻度・性状のアセスメント

　病棟にて測定をしない限り，通常，尿の確認は口頭のみになるが，薬局や患者宅においても尿の量や頻度または性状について患者へ質問してもよい．尿量，頻度または色や透明度などの性状の評価は，患者の全体的な健康状態の監視の一環として重要である．異常が認められる場合は，迅速な医療的フォローアップが必要になる．

▶ 尿量

　一般的な尿量は，その人の飲水量によって異なるが，おおむね1日に1,000〜1,500mLが目安である．あるいは，1時間に体重1kgあたり1mL程度が標準的であり（kg/mL/時），体重60kgであれば時間尿量は60mL/時が標準値とされる場合もある．1日2,500mLを上回るような場合は多尿と呼ばれ，尿崩症，糖尿病や慢性腎不全でみられる．また，1日の尿量が400mLを下回る場合は乏尿，100mLを下回る場合は無尿と呼ばれ，急性腎不全でみられる．腎機能に問題がない患者の時間尿量は腎血流量を反映すると考えられ，心拍出量の鋭敏な指標になるため，集中治療室（intensive care unit：ICU）などで患者の全身管理を厳格に行う際には，医師が重視している項目となる．

▶ **頻度**

　尿の頻度としては，1日に6〜8回の尿意をもよおすのが一般的である．尿の回数が1日8〜10回以上の場合は頻尿，あるいは夜間に2回以上尿をもよおす場合も頻尿と呼ばれる．頻尿の原因として，最も多いのは高齢男性にみられる前立腺肥大である．また，精神的ストレスや過度の緊張により頻回の尿意がある場合は神経因性膀胱，勝手に筋肉が収縮し，尿の量とは無関係に予測のつかない尿意を引き起こす場合は過活動膀胱などが考えられる．

▶ **性状**

　通常，尿の性状は淡黄色透明である．尿路感染症では白濁尿となる．また，黄疸に伴うビリルビン尿では黄褐色がみられ，腎結石や尿路系悪性腫瘍では血尿がみられる．さらに，尿を排泄した際に毎回泡立ちがあり，その泡がなかなか消えない場合はタンパク尿が，また尿中に赤血球，白血球や細菌などが混入している場合は膀胱炎や尿道炎が，さらに筋肉の痛みを伴った赤褐色の尿がある場合は横紋筋融解症などが考えられる．異常がみられた場合には，必ずその旨を尿量とともに伝える，またはカルテなどに記載する必要がある．

C　尿に影響を与える薬・副作用モニタリング

　頻尿は，腎臓の機能やホルモンのバランス，または尿道と膀胱の機能に影響を与える薬剤によって起こることがある．乏尿や無尿は，急性腎不全によってみられる症状であるため，急性腎不全を引き起こす可能性のある薬剤を投与する際は中止しなければならない．また，膀胱収縮力と尿道の締まり具合のバランスが崩れて，尿が膀胱に充満していて出したいにもかかわらず出せない尿閉や，尿が出づらい排尿困難が引き起こされる場合もある．

▶ **頻尿を引き起こす薬**

• 利尿薬：尿の生成を促進し，体からの水分排出を増加させるため，頻尿となり得る．

• アルコール・カフェイン：利尿効果があり，頻尿の原因となり得る．

▶ **尿量の減少を引き起こす薬**

• 非ステロイド性抗炎症薬（NSAIDs）：腎血流を減少させることがあり，それにより尿量が減少することがある．

• 抗菌薬：アミノグリコシド系抗菌薬やニューキノロン系抗菌薬が尿細管に負担をかけ尿細管間質傷害を惹起し，腎臓の機能が低下し，尿量が減少することがある．

- **ヨード造影剤**：腎臓から排泄されるため尿細管に負担をかけ尿細管間質傷害を惹起し，腎臓の機能が低下し，尿量が減少することがある.
- **抗がん薬**：シスプラチンなどの白金製剤は尿細管に負担をかけ尿細管間質傷害を惹起し，腎臓の機能が急激に低下し，尿量が減少することがある.

▶ 尿閉や排尿困難を引き起こす薬

- **抗ムスカリン様作用を有する薬物**：一部の過活動膀胱治療薬，胃腸薬，下痢止め薬，抗精神病薬・抗うつ薬，抗不整脈薬などでみられ，総合感冒薬のような市販の医薬品でもみられることがある.

▶ 色調変化を引き起こす薬

- **赤色**：リファンピシン（抗結核薬），セフジニル（抗菌薬），サラゾスルファピリジン（潰瘍性大腸炎治療薬），チペピジン（鎮咳去痰薬），メトロニダゾール
- **黄褐色～赤色**：センノシド（下剤），エパルレスタット（糖尿病性末梢神経障害治療薬）
- **黄色**：リボフラビン（ビタミン B_2 製剤）
- **黒色**：メチルドパ（降圧薬），レボドパ（パーキンソン病治療薬）
- **琥珀色または黄緑色**：フルタミド（抗アンドロゲン薬）

D 尿試験紙を用いた検査

　尿試験紙を用いた検査は一般的であり，尿中の糖，タンパク質，潜血を定性的な反応によって探ることができる．尿糖，尿タンパク，尿潜血が検出できる尿試験紙を用いた場合，尿糖がみられれば糖尿病，尿タンパクが検出されればネフローゼ症候群，尿潜血が検出されれば尿路感染症，尿タンパクと尿潜血が同時に検出されれば糸球体腎炎などが考えられる．ただし，尿試験紙での検査は病気の診断や予防をするものではない．しかしながら，血液検査と異なり非侵襲的に採取できる．尿検査は，腎や尿路の疾患を発見するのが第一の目的であるが，その他の器官の機能の状態も知ることができる.

　現在は，さまざまな項目が尿試験紙で確認できる（**表7**）．薬局でも取り入れて，フィジカルアセスメントの参考にするのもよい.

表7 尿試験紙で確認できる尿検査の項目

・ブドウ糖	・タンパク質	・ビリルビン
・ウロビリノーゲン	・尿 pH	・尿比重
・潜血	・ケトン体	・亜硝酸塩
・白血球	・尿クレアチニン	・尿アルブミン
・尿アルブミン / クレアチニン比		

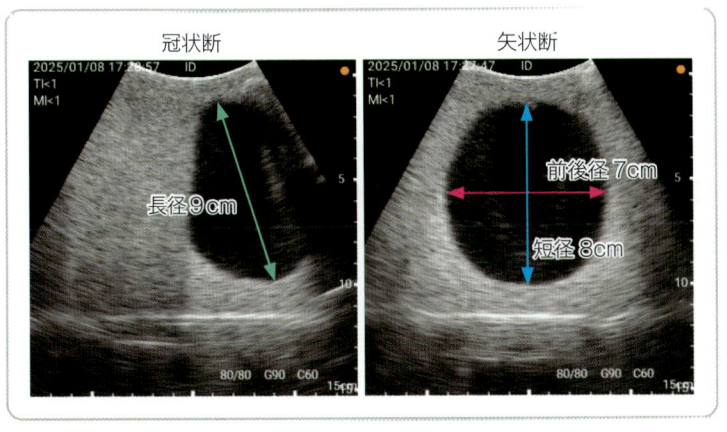

図12 膀胱容量の計測方法

E　携帯型超音波測定装置を用いた検査

　残尿測定として，経腹的超音波検査にて膀胱内尿量を確認する場合がある．近年では小型化した携帯型超音波測定装置が登場し，看護師などが患者のベッドサイドで活用している．

　携帯型超音波測定装置は非侵襲的で，尿の容量を計算式により迅速に求めることができる．特に残尿測定は，尿閉や脱水状態の管理に不可欠である．この方法では，患者の下腹部にセンサー部である超音波プローブを当て，膀胱の冠状断での長径（a），矢状断での短径（b）と前後径（c）を測定する（**図12**）．これらの寸法を用いて，残尿量は以下の式で計算できる．

$$残尿量（mL）= a×b×c/2$$

　このように，携帯型超音波装置を用いた尿量の測定は，病態をはじめ薬物治療が患者の尿量に与える影響について直接かつリアルタイムでの確認を可能にする．

解説

1 ┤ 聴 診

A 聴診を行う場面

薬剤師が病棟，薬局や在宅医療において自ら聴診を行う例としては，次のような対応が考えられる.

- **高血圧の訴え**：高血圧の状態が続くと，心臓に負担がかかり，心不全や心疾患につながる．心音を聴取することで，不整脈や心臓の異常な音を検出し，血圧管理のための薬剤の種類と量の調整や医師への相談の必要性を判断できる.
- **心不全症状の訴え**：心不全の患者は，肺に水が溜まることがある（肺水腫）．呼吸音を聴取することで，肺水腫の徴候を早期に発見し，適切な治療や薬物調整の提案が可能になる.
- **喘息症状の訴え**：喘息の患者は，時に呼吸が困難になることがある．薬剤師が聴診器を用いて呼吸音を聴くことで，喘鳴などの喘息の徴候を確認し，吸入薬の使用方法の指導や調整を行うことができる.
- **誤嚥症状の訴え**：誤嚥により肺炎を起こす患者も少なくない．肺音を聴取することで湿性のラ音を検出し，体温上昇などを伴うならば感染が疑われ，いち早く受診勧奨することができる.
- **消化不良や腸閉塞の疑いがある症状の訴え**：腸閉塞や消化不良をかかえる患者では，腸の動きが異常をきたしている可能性がある．腸音を聴取することで，通常よりも活発な腸音や逆に聞こえない腸音など，腸の運動状態を評価できる.

B 聴診器の種類と構造

聴診器には，ヘッド部分のチェストピースが片面のシングルと両面のダブルがあり，シングルスコープには膜型ヘッド，ダブルスコープには膜型とベル型がある（**図1**）.

ダブルスコープの場合は，ヘッドを軽く叩いて膜型・ベル型の向きを確認する．あるいは，ベル型には小さな穴が開いているため，そこから壁がすぐに見えれば膜型の向きになっているとわかる.

膜型は主に高音領域を聴取するのに適している．ベル型では，低音領域の音を聴取するのに適している．肺音，腸音およびコロトコフ音は高い音から

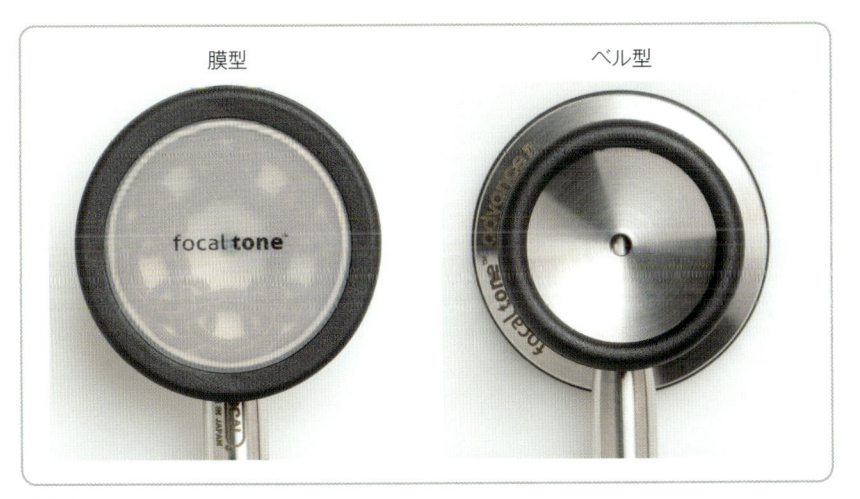

膜型　　　　　　　　　　　ベル型

focaltone

図1 ダブルスコープ聴診器

（FOCAL〔株式会社フォーカルコーポレーション〕提供）

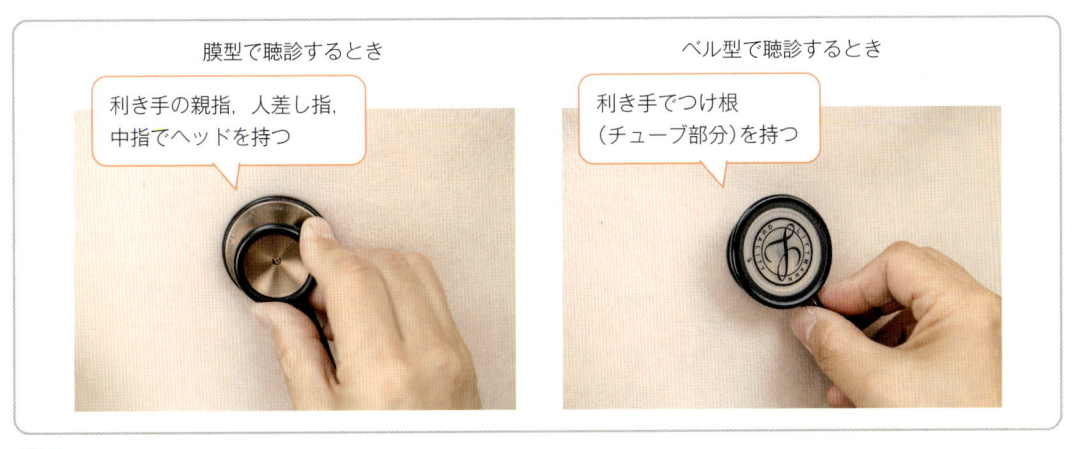

膜型で聴診するとき　　　　　　　　　ベル型で聴診するとき

利き手の親指，人差し指，中指でヘッドを持つ

利き手でつけ根（チューブ部分）を持つ

図2 ダブルスコープ聴診器の持ち方

成り立つので，膜型が適している．一方，心音のなかでもⅢ音，Ⅳ音や雑音などの低い音は，ベル型でないと聴き取ることができないものもある．

C　聴診器の持ち方と注意点

　聴診器の持ち方を **図2** に示す．膜型を皮膚に当てる際は，強く押さえ，聴診器の跡が少し残る程度にしっかりと当てる．一方，ベル型を皮膚に当てる際は軽く密着させ，隙間をつくらないことがポイントである．患者の皮膚に当てる前に，チェストピースを軽く温めておくとよい．なお，感染予防のため使用後には消毒を行い，常に清潔を保つようにする．

　イヤーピースは，上から見てカタカナの「ハ」の字になるように確認して耳に入れる（**図3**）．外耳道の開口部，すなわちヒトの耳の穴の向きは真横

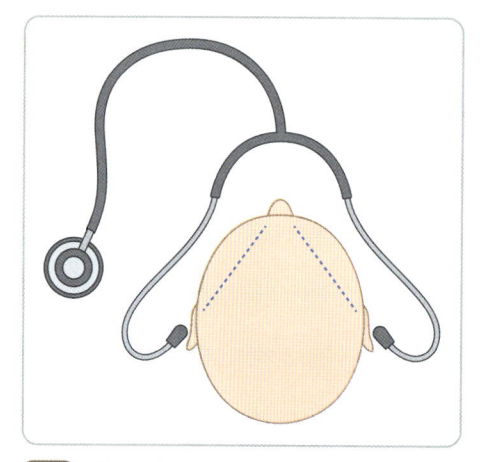

図3 イヤーピースの入れ方

ではなく，やや後方に向いているので，イヤーピースを少し前方に向ける必要がある.

　ドラマなどでは聴診器を首にかけている姿を目にする機会が多いが，汚したり，患者にぶつけたりする可能性があるため，ポケットに入れる.

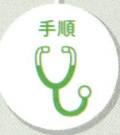

手順

肺音の聴診手順

① 準備

- 肺音聴診を行う前に，リラックスした状態で深呼吸をしてもらう．
- 患者のプライバシーに配慮し，薄手の衣服を着用したまま もしくは衣服の下から聴診を行う．
- 静かで温度調節されている環境で行うことが望ましい．

② 聴診部位

- 胸部（腹側）5ヵ所，背部（背側）4ヵ所で上から下へ，左右対称に聴診を行う．
  ※胸部の10点聴診法などもある
- 背中からの聴診は，肺の深部近くの音を聴くことができるため，胸壁の骨や筋肉の影響を受けにくく，より正確な聴診ができるとされている．

腹側	背側
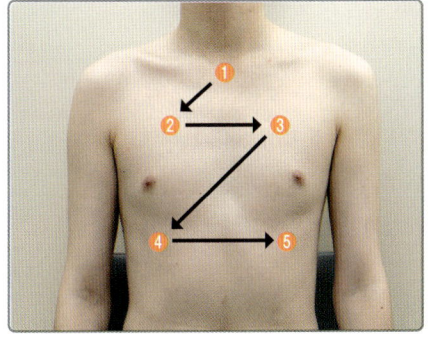	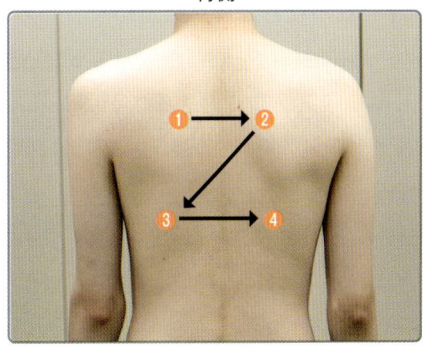

①気管（気管−気管支呼吸音）
②右上肺野（気管支−肺胞呼吸音）
③左上肺野（気管支−肺胞呼吸音）
④右下肺野（肺胞呼吸音）
⑤左下肺野（肺胞呼吸音）

①左上肺野（気管支−肺胞呼吸音）
②右上肺野（気管支−肺胞呼吸音）
③左下肺野（肺胞呼吸音）
④右下肺野（肺胞呼吸音）

③ 聴取

- チェストピースの膜型を患者の皮膚に直接当て，息を吸うときと吐くときの音を聴く．
- 口を軽く開け，声を出さずに口呼吸をしてもらう．その際，「吸って〜吐いて〜」などの指示を伝えてもよい．
- 最低1呼吸，できれば2呼吸以上は呼吸音を聴く．
- 捻髪音などの気管支雑音は深く吸うときに確認しやすい．
- 上から下へ左右対称に聴きながら，各聴診部位での音の強さやクリアさを評価する．特に，左右の違いに注意しながら聴診する．
- 最大呼気を聴くため，採音する場所を移動する際は，呼気の終わりにチェストピースを移動する．

2 │ 肺音

A 肺音とは

　肺音は，人が息を吸い込む（吸気）ときや吐き出す（呼気）ときに，空気が細い気道を移動する際に発生する．肺内の気道は多数の分岐をもち，その構造によって空気の流れが影響を受ける．気管や大きな気管支では空気の流れが比較的スムーズで，これが正常な呼吸音を生じさせる．また，肺は柔軟性があり，空気を含む多くの小さな肺胞で構成されている．吸気時にはこれらの肺胞が膨らみ，呼気時には縮小する．この過程で肺胞の開閉に伴い，さらなる微細な音が生じることがある．

　肺音と同様の意味をもつ言葉に，前述の「呼吸音」があるが，実際には微妙な違いがある．呼吸音は，呼吸に関連するすべての音を含む概念である（図4）．呼吸音の正常とは，気道がしっかりと拡張しており分泌物（痰）がないため，具体的には「乾いた太いストローを吸ったり吐いたりするとき」のような，単に空気が通り過ぎる音が聞かれる．つまり，「スーハー，スーハー」の吸気と呼気の呼吸の際に生じる音に問題がない場合を指す．これに対して，呼吸音の異常とは，左右差の存在，どちらかが減弱・消失している，または呼気の延長があるなどの状態を示す．そのような場合は，気胸，胸水，無気肺などが起こっている可能性がある．

　一方，喘息の場合にヒューヒュー，肺炎の場合にはブクブクといった音が聞こえる場合がある．これらは副雑音と呼ばれる．副雑音は気道の狭窄があると，細いストローを吸ったり吐いたりするときのような，または空気が通るときに乱流が起こり笛のような音が発生する．痰があると，痰を押しのけて通るような，または液膜が破裂するような音が聴取される．副雑音としてよくみられるものがラ音である（後述）．

　肺音は肺の状態に特化した音，呼吸音は呼吸全体に関連する音であり，両者ともさまざまな呼吸器疾患や状態の診断に役立つ．

> 🍃**豆知識**
> ドイツ語の
> Rasselgeräusch（カ
> <small>ラッセルグロイシュ</small>
> タカタ，ガラガラという雑音のこと）から
> ラッセル音，略してラ音と呼ばれる．

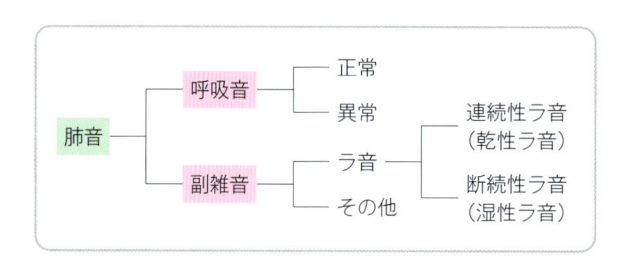

図4 肺音の分類

B　肺音の種類とアセスメント

▶ 正常な肺音と異常な肺音

　正常な肺音には，気管呼吸音，気管支呼吸音，肺胞呼吸音の3つが存在し，聴取部位によっても正常音の聞こえ方が異なる（図5，6）．音の聞こえ方にはさまざまなパターンがあるので，基本となる正常音については，学生同士で実際の音を聴きあうとよい．

- **気管─気管支呼吸音** 🎥20：気管や気管支の近く，すなわち鎖骨と鎖骨の間に聴診器を当てた際に聞こえる高調で音量の大きい音である．甲状軟骨から気管分岐部のある胸骨角までの間の気管の上で聴取される．吸気，呼気の間に短い休息（ポーズ）が確認でき，吸気より呼気のほうが大きくて長いといった特徴がある．

- **気管支─肺胞呼吸音** 🎥21：鎖骨の下の領域から胸骨の第4肋間までの領域，すなわち上肺野部位で聴取される．背面では，肩甲骨の上部から下部までの背中の領域である．吸気と呼気が同じくらいの音の大きさとなって，長さも同じくらいになる．胸骨角からさらに主気管支周辺へと聴診を進めていくと，呼吸音が少しずつ穏やかに減弱する．

- **肺胞呼吸音** 🎥22：だいたい胸骨の第4肋間から第6肋間までの領域，すなわち下肺野部位で聴取される．背面では，肩甲骨の下端から腰部上部にかけての背中の領域である．吸気がわずかに聞こえる．音が小さく，特に呼気ではほとんど音が聞こえないことが特徴である．このように呼気と吸気の間のポーズのない肺胞呼吸音は，病変のない肺の大部分で聴取される．よって，肺胞呼吸音は音がほとんど聞こえない状態が正常となる．

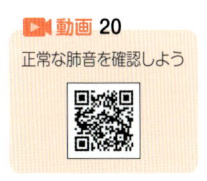

🎥動画 20
正常な肺音を確認しよう

🎥動画 21
正常な肺音を確認しよう

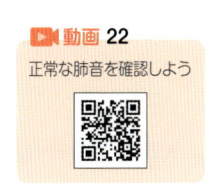

🎥動画 22
正常な肺音を確認しよう

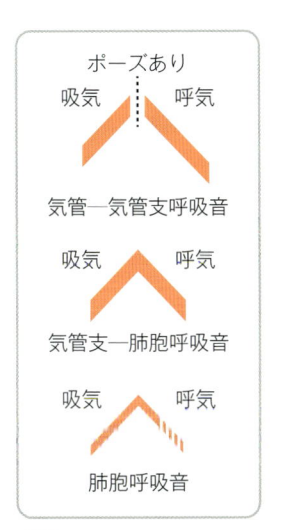

図5　肺音の聴取部位

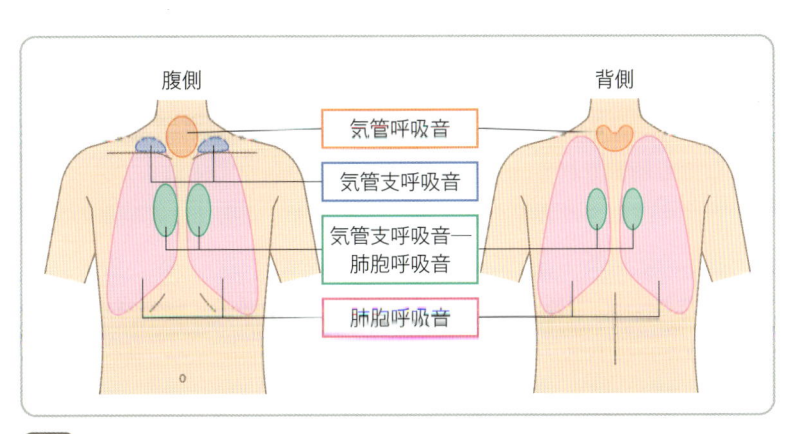

図6　正常な肺音

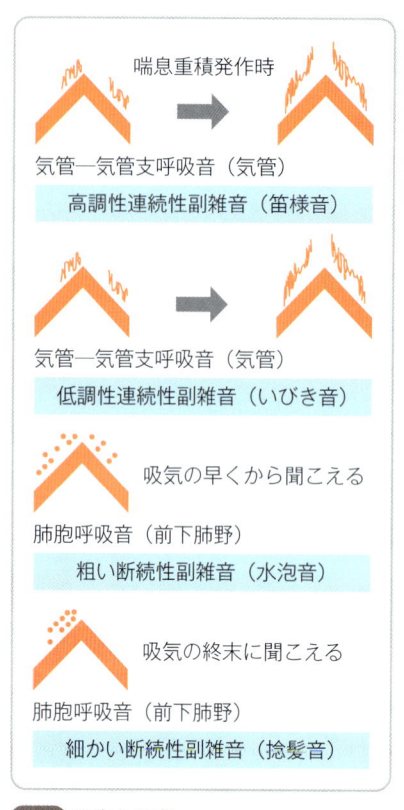

図7 異常な肺音

図内テキスト:

喘息重積発作時

気管—気管支呼吸音（気管）
高調性連続性副雑音（笛様音）

気管—気管支呼吸音（気管）
低調性連続性副雑音（いびき音）

吸気の早くから聞こえる
肺胞呼吸音（前下肺野）
粗い断続性副雑音（水泡音）

吸気の終末に聞こえる
肺胞呼吸音（前下肺野）
細かい断続性副雑音（捻髪音）

　異常な呼吸音（副雑音）には，主に連続性ラ音と断続性ラ音がある（**図7**）．笛様音といびき音は，ヒューヒューやグーグーといった連続的な音で，乾いた音に聞こえるので連続性ラ音，乾性ラ音と呼ばれる．一方，水泡音と捻髪音は，ブクブクやパリパリといった断続的な音なので断続性ラ音と呼ばれる．

▶ 連続性ラ音

・**笛様音（高調性連続性副雑音）** ▶23：代表的なものに喘鳴音（ぜんめい）（wheezing）がある．この音のイメージは，ヒューヒューという笛の音で，気流により狭窄部に乱流を生じて気道壁が振動することにより発生する高い音である．気管支喘息患者に特異的な音であるほか，びまん性汎細気管支炎，肺気腫などでも聴取される．喘鳴音は NSAIDs の副作用であるアスピリン喘息としても確認される場合がある．アスピリン喘息は成人喘息の約10%にみられ，副鼻腔炎，嗅覚低下，鼻茸を高確率で合併する．よって，そのような患者に NSAIDs が投与される場合，投与前後に喘鳴音が聞こえないかどうか，モニタリングしてもよい．

▶動画 23
異常な肺音を確認しよう

- いびき音（低調性連続性副雑音）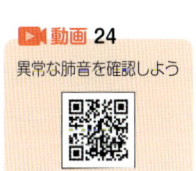24：代表的なものに，類鼾音（rhonchi）<ruby>類鼾<rt>るいかん</rt></ruby>がある．この音のイメージは，グーグーといういびきの音である．気管内分泌物の振動によって発生する低い音である．類鼾音が聴取された場合には，気道狭窄か太い気道内の分泌物の貯留を考える．慢性閉塞性肺疾患（COPD），気管支喘息，肺気腫などで聴取される．

動画 24 異常な肺音を確認しよう

3-2 肺音

▶ 断続性ラ音

- 水泡音（粗い断続性副雑音）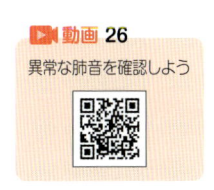25：coarse crackles と呼ばれる．この音のイメージは，コップの水の中にストローを入れてブクブク吹いたような，泡がはじける低い音である．比較的太い気道内に分泌物による液体膜が存在し，呼吸の際に気流によって破裂することで発生する．吸気・呼気ともに水泡音が聞かれ，咳などでも変化しやすい．気道の慢性気管支炎，びまん性汎細気管支炎，肺炎，肺水腫などで聴取される．水泡音は，肺炎などで確認されるため抗菌薬を投与する前に音を確認し，聞こえた場合には投与後に音が聞こえなくなるかモニタリングしてもよい．

動画 25 異常な肺音を確認しよう

- 捻髪音（細かい断続性副雑音）26：fine crackles と呼ばれる．パリパリパリといった高い音が聞こえる．この音のイメージは，いわゆるマジックテープ（面ファスナー）を剝いだときのような高い音である．細かく小さな高い音で，特に吸気時終末に聞かれる．線維化し，弾力性を失った肺胞が膨らむときに鳴る音である．捻髪音は，咳払いしても消失しない．特発性間質性肺炎や肺水腫の初期に聴取される．例えば，ゲフィチニブ，イマチニブなどの分子標的薬，<ruby>小柴胡湯<rt>しょうさいことう</rt></ruby>，インターフェロンや金製剤，メトトレキサートなどの抗リウマチ薬のほか，総合感冒薬による間質性肺炎でも報告されており，このような薬が投与される前後において捻髪音の有無を薬剤師がモリタニングしてもよい．面ファスナーを剝がすときの音に似ており，「ベルクロ社」の名からベルクロ・ラッセル音，略してベルクロラ音とも呼ばれる．

動画 26 異常な肺音を確認しよう

▶ 気管支呼吸音化

　肺炎や無気肺，肺門から胸壁に及ぶ腫瘍などを引き起こしている疾病では，肺胞呼吸音が聞かれるべき末梢側で気管支呼吸音が聴取されることがある．これは，肺内の空気が水や細胞に置き換わり，肺のろ過機能が減弱することにより音が伝わりやすくなったため，下肺野に聴診器を当てても気管支呼吸音が大きく聞こえるために生じる．このような現象は気管支呼吸音化と呼ばれ，異常な状態である（図8）．

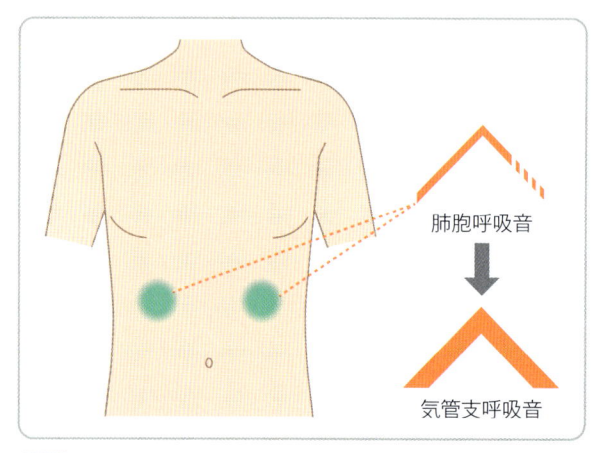

図8 気管支呼吸音化

C 肺音に影響を与える薬・副作用モニタリング

　肺音に影響を与える薬剤は多く存在する．すべての患者の肺音を確認するというより，肺音に影響を与える薬剤が処方された場合には，確認を行うようにするのがよい．肺音の聴取は副作用モニタリングだけでなく，薬効の評価も可能である．

　肺音に影響を与える薬とは，肺の機能や呼吸音に変化を及ぼす可能性のある薬剤を指す．これには，肺疾患の治療に使用される薬剤，副作用として呼吸器系に影響を与える薬剤，そしてアナフィラキシーを引き起こす可能性がある薬剤などが含まれる．

▶ 薬剤

- 非ステロイド性抗炎症薬（NSAIDs）：アスピリン喘息と呼ばれる症状を示し，気道の狭窄により喘鳴音などの肺音の変化を引き起こす可能性がある．
- 気管支拡張薬：喘息やCOPDなど気管支が狭くなる疾患の治療に使われる．これらの薬は気管支を広げ，呼吸を楽にし，喘鳴音やいびき音などの肺音の変化を引き起こす可能性がある．
- 副腎皮質ステロイド薬：喘息やCOPDなどの炎症を抑えるために吸入または全身的に使用される．これらは肺の炎症を軽減し，喘鳴音やいびき音などの肺音に影響を与えることがある．
- 利尿薬：心不全の治療に使用され，余分な体液を排出することで肺のうっ血を減らす．これにより，肺水腫で聞かれる水泡音や捻髪音などの肺音が改善することがある．
- 抗菌薬：細菌性肺炎などの感染症治療に使用される．感染の改善に伴い，肺炎で聞かれる水泡音や捻髪音などの肺音が改善することがある．

- **抗がん薬**：一部の抗がん薬は，肺線維症や間質性肺疾患を引き起こすことがある．これらの状態は，水泡音や捻髪音などを生じる可能性がある．
- **オピオイド鎮痛薬**：強い鎮痛薬として知られるオピオイドは，過剰投与や長期使用により呼吸抑制を引き起こすことがある．これにより，呼吸が浅くなり，肺音の変化が生じる可能性がある．

▶ **副作用**

- **アスピリン喘息**：服用して短時間（多くは1時間以内）で鼻水・鼻づまりが起こり，次に咳，喘鳴音，呼吸困難が出現し，徐々にあるいは急速に悪化する．
- **薬剤性肺水腫**：一般的には投与開始から比較的早い時期あるいは初回投与後，投与開始15分〜数時間以内に発症する．アレルギー性機序による場合も同様である．まれに長期投与中にみられる場合もあるが，この際も症状の発現は急性である．
- **薬剤性間質性肺炎**：発症までの期間は，抗菌薬，解熱鎮痛薬，抗リウマチ薬（金製剤，メトトレキサート），インターフェロン，漢方薬（小柴胡湯）などでは1〜2週間，細胞障害性薬剤である抗がん薬，抗不整脈薬（アミオダロン）では数週間から数年で発症することが多いとされる．チロシンキナーゼ阻害薬（EGFR-TKI）であるゲフィチニブでは4週間（特に2週間）以内に発症することが多い．アミオダロンやシクロホスファミドなどでは薬剤投与後数年を経て発症する場合もある．また，実際には，同じ薬剤でも発症までの期間に幅がみられる．
- **薬剤性アナフィラキシー**：治療用アレルゲンなども含む薬剤により生じるもので，好発時期としては投与開始直後から10分以内に生じることが多く，おおむね30分以内に症状が現れる．再投与時に発現することが多い．注射剤では症状発現が早く，経口剤の場合は吸収されてからアレルギー反応が生じるため，症状発現がやや遅れて出現することがある．

---

memo

アスピリン喘息

　アスピリン喘息とは，NSAIDs の COX-1 阻害作用が原因となり気道狭窄症状が出現する非アレルギー性の過敏症である．

　アスピリンが原因と誤解されることが多いため，国外では N-ERD という名称が用いられている．厚生労働省でも，解熱鎮痛薬（過敏）喘息あるいは NSAIDs 喘息の名称を推奨している．

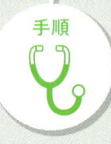

手順

心音の聴診手順

❶ 準備

- 肺音聴診を行う前に，リラックスした状態で深呼吸をしてもらう．
- 患者のプライバシーに配慮し，薄手の衣服を着用したままもしくは衣服の下から聴診を行う．
- 静かで温度調節されている環境で行うことが望ましい．

❷ 聴診の位置

- 第2肋間胸骨右縁（大動脈弁領域：A），第2肋間胸骨左縁（肺動脈弁領域：P），第4肋間胸骨左縁（三尖弁領域：T），左鎖骨中央の縦ラインと第5肋間横ライン（心尖部，僧帽弁領域：M）の交点の4ヵ所を聴取する．
- 第2肋間は胸骨角の少し下あたりから出ている第2肋骨のすぐ下である．
- 第4肋間は乳頭ライン（ニップルライン）を目印にする．
- 胸骨角は体格によっても異なるが，盛り上がりが確認できる場合がある．
- 順番に決まりはないが，抜けがないようにA，P，T，Mの順で聴診するとよい．

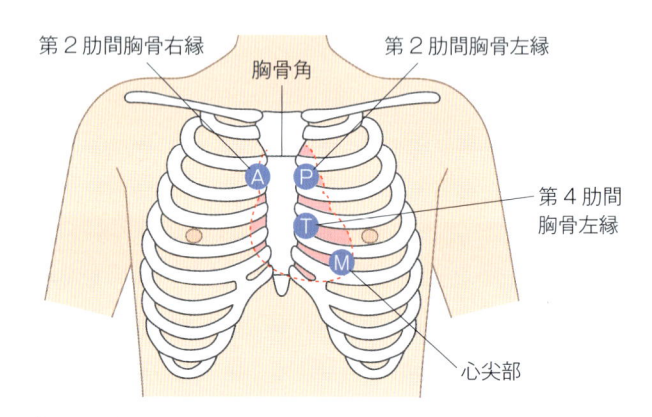

❸ 心音の聴取

- 聴診器を聴取部位に密着させ，心音の「ドックン…ドックン」というリズムを聴き取る．
- 「ドックン」の「ドッ」で三尖弁と僧帽弁の閉鎖音を，「クン」で大動脈弁と肺動脈弁の閉鎖音を識別する．
- Ⅲ音やⅣ音などの低い音は，チェストピースのベル型を使用して聴取する．
- 患者に呼吸を止めてもらうと心音が聴取しやすくなる．

評価項目

各心音の聴取後，音のクリアさや，異常音の有無を評価する．
- 正常な心音：リズミカルで一定の音調をもつ．
- 異常音：雑音や追加の心音が聞かれる場合がある．

3 ┃ 心 音

A 心音とは

　心音は心臓の活動に伴って生じる音である．これらの音は，心臓の構造と機能に基づき，さまざまな病態を示唆している．大動脈弁（aortic valve：A），肺動脈弁（pulmonary valve：P），三尖弁（tricuspid valve：T），僧帽弁（mitral valve：M）の各弁に最も近い部位を聴取する．

　心臓の解剖図をみると，大動脈弁と肺動脈弁の位置と聴取部位が逆になっていることがわかる（図9）．これは，大動脈弁と肺動脈弁は交差しており，音が反対側に伝わるためである．

　心音の聴診は，心臓の状態を評価するための基本的かつ重要な手段である．心音の変化は，特定の心臓病の診断や病状のモニタリングに役立つ．しかしながら，肺音と比較して心音の微妙な音の違いを識別することは，初学者にとっては非常に難しい．ここでは，正常音の認識と異常音の特徴について解説するにとどめる．

B 心音の種類とアセスメント

▶ 正常な心音

　正常な心音には主にⅠ音とⅡ音の2種類が存在し，胸の聴取部位によっても正常音の聞こえ方は異なる（▶27，28）．

▶動画 27, 28
正常な心音を確認しよう

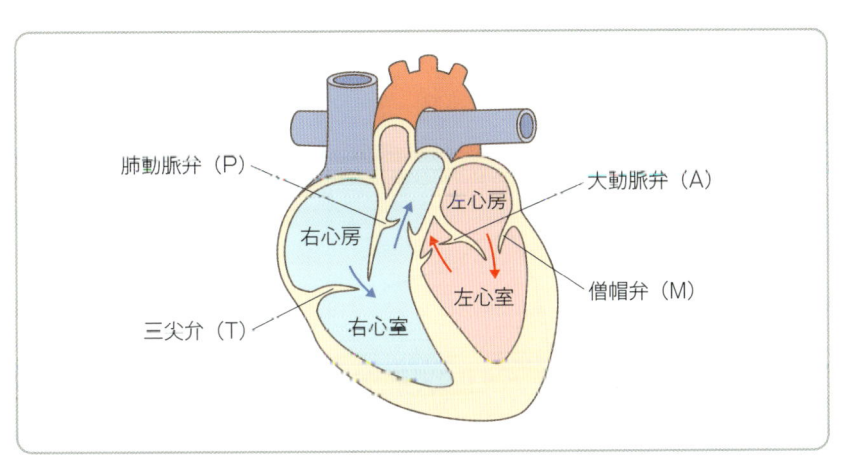

図9 心臓の解剖

- **I音（第1心音，S1）**：収縮期に生じる僧帽弁と三尖弁の閉鎖音であり，持続時間が長く鈍い音で，最高聴取部位は心尖部である．「ドックン」の「ドッ」がI音である．「ドックン」の「ドッ」が「クン」に比べて大きく聞こえる．
- **II音（第2心音，S2）**：拡張期に生じる大動脈弁と肺動脈弁が閉鎖する音で，持続時間が短く高調な音であり，最高聴取部位は心基部である．心音の「ドックン」の「クン」がII音である．「ドックン」の「クン」の方が大きく聞こえる．

また，正常音は音の大きさが聴取部位によって 表1 のように異なる．もし，I音とII音を聴いているときに識別しにくくなった際は，脈をとりながら音を聴いてみてほしい．脈が触れる直前に聞こえるのはI音，脈が触れたと同時に聞こえるのがII音になる（ 図10 ）．これを知っておくことでI音とII音の識別が容易になる．なお，心臓が胸壁に近づくため，前傾姿勢での深呼気位の状態が聴取しやすい．

▶ 異常な心音：III音・IV音

疾患や体型によっては，I音・II音以外の異常なIII音・IV音や心雑音を聴取する場合がある．III音やIV音を疑う音を聴取した場合は，聴診器の採音部で強く圧迫してみて，音が消失すれば，その音はIII音やIV音と判断する．変化がなければ，2つの弁が同時に閉じないことによって生じるI音の分裂またはII音の分裂が考えられる．

- **III音（第3心音，S3）** ▶29：II音の後に聞こえる．聴取の最強部位は僧帽弁領域である．これは心房の中に溜まっていた血液が壁にドンとぶつかるような低い音で，心室壁の伸びが悪いために発生する．うっ血性心不全のほか，健康な若年者においても確認される場合がある．健康な若年者に

▶ 動画 29
異常な心音を確認しよう

豆知識
III音は「おっかさん，おっかさん」（お母さん）とも例えられる．

表1 I音とII音の大きさ	
大動脈弁領域	I音＜II音
肺動脈弁領域	I音＜II音
三尖弁領域	I音≧II音
僧帽弁領域	I音＞II音

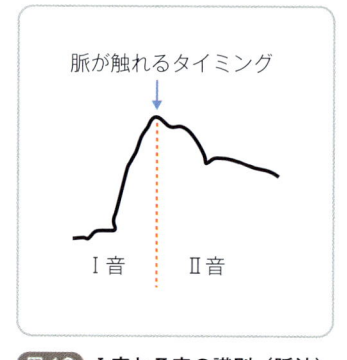

脈が触れるタイミング

I音　　II音

図10 I音とII音の識別（脈波）

おいて聞こえるⅢ音は生理的Ⅲ音という．この理由は，若年者は胸壁が薄いことによる．ちなみに，Ⅰ，Ⅱ，Ⅲ音が連続して聴取できると，馬の走る音に似ていることから奔馬調律（ギャロップリズム）ともいう．

- **Ⅳ音（第4心音，S4）** ▶30：Ⅰ音の前に聞こえる．三尖弁領域にも伝播されるが，聴取の最強部位は僧帽弁領域である．心室が拡張していくとき，心房が収縮して最後に一押ししたときに，その血液の勢いがぶつかった低い音で，左心室の伸展性が悪いことで発生する．高血圧性心筋肥大，心筋梗塞や拡張型心筋症などで聞かれるが，正常者では聞かれない．よって，Ⅳ音が聞こえれば異常な状態である．ちなみに，Ⅳ，Ⅰ，Ⅱ音が連続して聴取できる場合も奔馬調律（ギャロップリズム）という．

▶**動画 30**
異常な心音を確認しよう

🦉**豆知識**
Ⅳ音は「おとっつぁん，おとっつぁん」（お父さん）とも例えられる．

▶ 心雑音

心雑音は，弁の狭窄時や閉鎖不全時に発生する．狭窄は，弁が狭くなっており血液が通る際に，「ヒューッ」と音が出る駆出性雑音として確認でき，閉鎖不全は，閉じたはずの弁から血液が逆流する際に「ザーッ」と音が出る逆流性雑音として確認ができる．一般的にⅠ音とⅡ音の間に心雑音が聞こえる場合は収縮期雑音となる．一方，Ⅱ音とⅠ音の間に心雑音が聞こえる場合は拡張期雑音となる．

収縮期雑音が聴取される心臓弁膜症には，肺動脈弁・大動脈弁狭窄や三尖弁・僧帽弁閉鎖不全がある．拡張期雑音が聴取される心臓弁膜症には，肺動脈弁・大動脈弁閉鎖不全や三尖弁・僧帽弁狭窄がある．よって，三尖弁・僧房弁が閉鎖不全，狭窄になった場合，もしくは肺動脈弁・大動脈弁が狭窄，閉鎖不全になった際は，それぞれ収縮期雑音と拡張期雑音が聞こえる（表2）．

また心房細動では，脈拍が完全に不規則（バラバラ）になる絶対性不整脈のため，心音や心雑音の大きさに変動がみられる．

表2　心雑音発生のタイミング

部位	病態	心雑音発生のタイミング
三尖弁 僧帽弁	狭窄	心房収縮時＝心臓の拡張期 （Ⅱ音とⅠ音の間）
	閉鎖不全	心房拡張時＝心臓の収縮期 （Ⅰ音とⅡ音の間）
肺動脈弁 大動脈弁	狭窄	心室収縮時＝心臓の収縮期 （Ⅰ音とⅡ音の間）
	閉鎖不全	心室拡張時＝心臓の拡張期 （Ⅱ音とⅠ音の間）

- **大動脈弁狭窄症** 31：「ドックン」のⅠ音とⅡ音の間にヒューという音が聞こえる．大動脈弁領域（特にエルブ領域）で収縮中期に荒々しく駆出性雑音が聞かれる．漸増漸減型で，Ⅰ音とⅡ音が聴き取れる．加齢性の動脈硬化では，かなり大きな雑音になることがあるが，血圧が正常であれば狭窄の程度は少ないと考えられる．
- **僧帽弁閉鎖不全症** 32：僧帽弁領域で「ドックン」のⅠ音とⅡ音の間に「ザーッ」という逆流性雑音が聞こえる．重症になると拡張中期のランブリング雑音が聞かれ，Ⅰ音とⅡ音は聴き取りにくくなる．
- **大動脈弁閉鎖不全症** 33：第3肋間または第4肋間胸骨左縁部で，拡張早期に吹き付けるような，高いピッチの風が吹くような逆流性雑音が聞かれる．Ⅱ音の大動脈弁が閉じる音で始まり，漸減型である．Ⅱ音の後に「ザーッ」という音が聞かれるため，「ドックンザーッ」と聞こえる．
- **僧帽弁狭窄症** 34：Ⅱ音の後に「ヒュー」という音が聞かれるため「ドックンヒュー」と聞こえる．僧帽弁領域で拡張中期に聞かれる低いピッチの駆出性雑音である．

動画 31 異常な心音を確認しよう

動画 32 異常な心音を確認しよう

動画 33 異常な心音を確認しよう

動画 34 異常な心音を確認しよう

memo

血管雑音

　心雑音ではないが，頸動脈を聴診した際に血管雑音が聞こえる場合がある．頸動脈の聴診では，下顎角の約2cm下を聴診してほしい．その際，必ず両側を聴診するようにする．狭窄があれば血管雑音が聞こえる．血管雑音は，動脈の一部が閉塞しているか，閉塞していない血管の血流が局所的に多いことから血管内の血液で乱流が発生し，その乱流によって異音が生じるために聞こえる．なお，血管雑音が聞こえる場合は，呼吸を止めてもらうほうが聴き取りやすくなる．

　また，心雑音による血管壁の振動が一定以上の強さに達すると，胸壁の振動として手で触知できるようになる．これを振戦（スリル）という．触知する際は指の付け根で触れる（写真）．

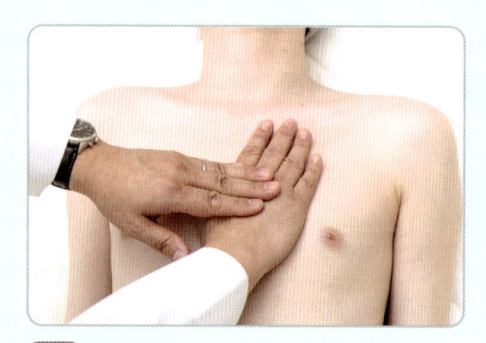

写真 振戦の触知

私たち薬剤師は診断をするわけではない．心音を聴いて，「大動脈弁狭窄症です」「僧帽弁閉鎖不全症です」などと言う必要はない．むしろ，言ってはならない．そのようなことを患者に話したら，むしろ問題になるだろう．正常な心音をよく知っておき，患者の心音を聴取した際に，その音が正常か異常かをアセスメントができれば十分である．

C 心音に影響を与える薬・副作用モニタリング

心音に影響を与える薬剤は，脈拍数への変化，心臓の収縮力や血流の状態に影響を与えることで，聞こえ方に変化をもたらすことが多い．例えば，β遮断薬は脈拍数を減少させるため，心音の回数が少なくなることがある．また，聞こえていた異常音が症状の軽快や治療薬により聞こえなくなる場合もある．

例えば，うっ血性心不全に対して利尿薬が使用され，Ⅲ音が消失するなど，心音に変化をもたらす場合もある．このようなうっ血性心不全は，副腎皮質ステロイド薬（メチルプレドニゾロンなど），糖尿病治療薬（ピオグリタゾンなど），アントラサイクリン系抗がん薬（ドキソルビシンなど），分子標的薬（トラスツズマブなど）などによって引き起こされる場合がある．これらの薬を服用している患者より，疲れやすい，動くと息苦しい，足がむくむ，急に体重が増えた，咳とピンク色の痰が出るなどの訴えや，聴診により正常でない心音が聴取された場合は，早急に医師に連絡すべきである．

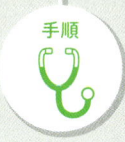

腸音の聴診手順

　腸音の聴診は，消化器系の身体状態を評価する重要な手段である．以下に，腸音を聴診する際の基本的な手順を示す．

❶ 準備

- 腸音聴診を行う前に，リラックスした状態で深呼吸をしてもらう．
- 患者のプライバシーに配慮し，静かで温度調節されている環境で行うことが望ましい．

❷ 聴診の位置

- 患者の腹部を右上腹部，左上腹部，右下腹部，左下腹部に四分割して考える．

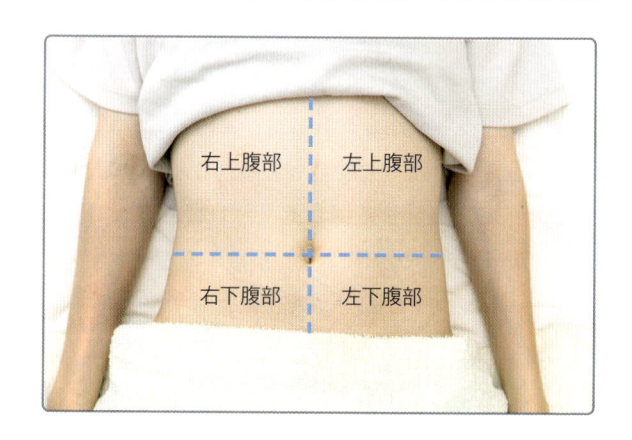

❸ 聴取

　聴診器の膜型を腹部に軽く当てる．圧迫しすぎると腸音が聞こえにくくなることがある．腸音は不規則であるため，少なくとも 30 秒間は聴診するようにする．

評価

　肺音や心音聴取の場合とは異なり，「グーグー」や「ゴロゴロ」といった音の違いを聞き分けるというより，どの程度の間隔で腸音が聴取されるかを評価するのが一般的である．そのため，秒針つきの時計などを用いて音の頻度を確認するのがよい．

解説

4 ┤ 腸 音

A 腸音とは

　腸音は，主に腸の蠕動運動によって生じる．この運動は，消化された食物の塊を，消化管を通じて移動させるために必要である．腸の運動は自律神経系によって制御されており，消化活動と密接に関連している．正常な腸音は，「グーグー」や「ゴロゴロ」といった音として聞こえる．これらは，食物のほか，液体やガスが腸を通過するときに生じる音である．腸音は不規則で，通常は1分間に数回程度聞こえる．腸の運動が活発になると，腸音は頻回になることがある．例えば，下痢の際にはよく聞かれる．腸音が減少または無音の場合は，腸の運動の低下または停止を示唆している．

B 腸音の種類とアセスメント

　腸音は，高い音で聞き取れ，グル音とも呼ばれる．

- **蠕動運動正常** ▶35：およそ5〜15秒ごとに腸音が不規則に聞こえる．
- **蠕動運動亢進状態** ▶36：「グーグー」「ゴロゴロ」といった音が頻繁に聴取できる．ほかに，「グジュグジュ」「チャップンチャップン」という腸音は，下痢などの場合に確認できる．下痢は，蠕動運動の亢進のほかにも消化管粘膜の障害や腸内細菌叢の変化によって起こることが多い．
- **蠕動運動低下状態** ▶37：腸蠕動運動の低下に伴って腸音の発生の頻度が低下している状態である．または，便が固くなり直腸・肛門付近で石のように固くなってしまったことが原因で，腸音の発生の頻度が低下している場合もあることから，便秘などの場合に確認できる．これらの症状が続くと，イレウスとなることがある．
- **イレウス** ▶38：麻痺性イレウスの場合は腸の運動が完全に停止または極端に低下し，腸音は聞こえなくなるか非常に弱くなる．この場合，腸内ガスや内容物・液体の蓄積が進行し，腹部の膨満や痛みを引き起こす．
- **腸閉塞（機械的イレウス）** ▶39：腸音発生の頻度が極端に減少し，まれに「ピチン，ピチン」と，特有の高い金属音が聞こえることがある．腸管の器質的障害で発生する．

▶動画 35

▶動画 36

▶動画 37

▶動画 38

▶動画 39

C　腸音に影響を与える薬・副作用モニタリング

　腸音に影響を与える薬は，消化管の動きを調節するもの，特定の消化器疾患や症状を治療するものなどがある．腸音は蠕動運動によって生じる音であり，これらの薬剤は蠕動運動を増加させたり減少させたりすることで腸音に影響を及ぼす．よって，心音と同様に，腸音自体を変化させるというよりも，腸の蠕動運動により腸音の頻度や強さが変わると理解するとよい．

　下痢の場合は，それに伴う脱水により皮膚緊張の低下・乾燥がみられ，重症になると血圧低下・頻脈などが起こり，腸音は通常，亢進気味になる．一方，便秘の場合は腸の蠕動運動は不十分となり，腸内の停滞した内容物が腸の動きを抑制し，腸音の活動を減少させるため，結果として腸音は弱まるかまたは通常よりも少なくなることがある．

▶ 蠕動運動の亢進により下痢が起こりやすい薬

- 消化管運動促進薬：ドンペリドンなどは，消化管の運動を改善し，胃の空腸への食物の移動を早めることで下痢が起こる．
- 緩下薬：センノシドなどは，大腸において腸内細菌の作用でレインアンスロンを生成し，蠕動運動を亢進することで下痢が起こる．
- 抗 NSAIDs 潰瘍薬：ミソプロストールなどは，小腸に作用し蠕動運動の亢進や水分吸収阻害により下痢が起こると考えられている．
- α_{1A} 受容体遮断薬：シロドシンなどは，胃・小腸に存在する α_{1A} 受容体を遮断することで運動亢進による下痢が起こるという報告がある．

▶ 腸の粘膜の炎症により下痢が起こりやすい薬

- 抗がん薬：イリノテカン，シタラビン，メトトレキサート，フルオロウラシルなどが重度の下痢を起こすと報告されている．抗がん薬では，投与中あるいは直後から24時間以内に発症する早発性の下痢と，投与開始後数日〜10日くらい経ってから起こる遅発性の下痢がある．また，服用する抗がん薬の組み合わせによっては，重度の下痢が起こりやすくなる場合がある．

▶ **腸内細菌のバランスの変化により下痢が起こりやすい薬**

- **抗菌薬**：ペニシリン系，セフェム系などが重度の下痢を起こすと報告されている．抗菌薬による下痢は，大部分が腸内細菌叢の変化や菌交代現象によるものである．投与後数日で発症することが多い．

▶ **蠕動運動の減少により便秘や麻痺性イレウスが起こりやすい薬**

- **オピオイド鎮痛薬**：モルヒネやオキシコドンなどのオピオイドは，痛みを軽減する一方で腸の運動性を著しく低下させ，便秘を引き起こしやすくする．

- **抗コリン薬（抗ムスカリン薬）**：一部の抗うつ薬，抗精神病薬，抗ヒスタミン薬などに含まれる抗コリン作用が腸の運動を抑制し，便秘を引き起こすことがある．

▶ **腸内容の停滞により便秘や腸閉塞が起こりやすい薬**

- **α-グルコシダーゼ阻害薬**：未消化の炭水化物が大腸に到達し発酵することで，過剰に生成される腸内ガスが腸内圧の上昇を引き起こし，まれに腸閉塞のような症状を誘発することがある．

- **ポリスチレンスルホン酸製剤**：ポリスチレンスルホン酸製剤は，腸管内に停滞した場合，内容物の固化が進み腸閉塞様症状を起こし得る．

解説

1 ┃ 頭頸部・眼

A 顔

▶ 顔色

顔色の変化は体の部位に比べて目立ちやすいため，健康状態の重要な指標となる．しかし，これらの観察は他の臨床的な評価や検査結果とともに総合的に考慮する必要がある．

- 青白い顔色（蒼白）：酸素不足，貧血，ショック，冷え，低血圧または低血糖症状によって起こる．
- 赤い顔色（紅潮）：発熱，高血圧，感情の高ぶり，局所的な炎症，アルコールの摂取，皮膚状態（紅斑など），更年期のホルモン変化などにより起こる．
- 黄色い顔色（黄疸）：肝臓の病気，胆道系の障害や溶血性貧血などが原因で起こる．

▶ 顔の印象

顔の印象に関しては，疾患ごとに特徴を示す場合がある．

- 仮面様顔貌：パーキンソン病・精神疾患患者では，比較的，顔面筋が硬直し，表情が乏しい傾向となる．抗精神病薬の錐体外路症状として現れることがある．
- 粘液水腫様顔貌：甲状腺機能低下症・慢性甲状腺炎（橋本病）では，顔のむくみ，まぶたや唇の腫れ，頬の垂れ，髪の毛が薄くなる，眉毛が脱落するなどの症状が複合的に現れ，特徴的な顔貌を呈する．
- 満月様顔貌（ムーンフェイス）：副腎皮質ステロイド薬の長期大量使用で生じる場合がある．クッシング症候群でもみられる．
- 成長ホルモンの過剰分泌：前額や下顎が突出し，鼻や唇が肥大する先端巨大症顔貌（巨人症）になる．
- 顔面神経の麻痺・脳卒中：表情が非対称性になる場合がある．
- 顔のクモ状血管腫：肝硬変患者，妊婦や経口避妊薬を使用している女性でしばしばみられる．なお，肝硬変症状があると，顔以外でも手掌紅斑，黄疸，女性化乳房などが起こる場合がある．

B　眼

眼は，特定の疾患の徴候を評価する際に重要となる．

- **眼球突出**：甲状腺機能亢進症，特にバセドウ病などが考えられる．
- **瞳孔**：瞳孔のサイズ，光への反応や左右差を観察する．異常な瞳孔反応は神経学的問題を示唆することがある．
- **眼の動き**：目の動きがスムーズかどうか，また眼球の揺れ（眼振）の有無を観察する．眼の動きに異常がある場合，神経系や筋肉の問題が考えられる．
- **まぶた**：通常よりも腫れぼったい場合は，心不全や腎性の浮腫として急性腎炎，ネフローゼ症候群，腎不全などが考えられる．
- **眼脂**：通常よりも多い場合は感染症，アレルギー反応，涙管の障害などを示唆する．また，黄色や緑色で粘り気のある眼脂は細菌感染の徴候であることが多く，透明の眼脂はアレルギー性結膜炎が疑われる．
- **結膜**：結膜（瞼裏の白い部分）と強膜（白目の部分）の色や状態を観察する．結膜が白い場合は，貧血や溶血性貧血などが考えられる．結膜が黄色い場合は，薬剤性障害，胆汁うっ滞を伴う肝・胆道系疾患（黄疸），血液疾患などが考えられる．
- **網膜・視路障害**：視力低下，ピントが合わない，視野狭窄や視野の一部欠損などの症状は，緑内障や黄斑変性などの眼疾患に加え，多くの医薬品（抗がん薬，抗リウマチ薬，免疫抑制薬，抗てんかん薬，抗精神病薬，インターフェロン製剤，女性ホルモン製剤，副腎皮質ステロイド薬，抗結核薬，抗菌薬，抗真菌薬，抗不整脈薬，強心薬など）によっても発生することが報告されている．
- **白内障**：白内障の最も大きな要因は加齢であるが，それ以外にも紫外線，放射線，糖尿病，副腎皮質ステロイド薬がある．副腎皮質ステロイド薬には内服薬，吸入薬，塗り薬，目薬などがあるが，白内障の原因になりやすいのは全身疾患の治療に使用される内服薬と，喘息などで使用する吸入薬である．

▶ 瞳孔反射

　意識のある患者に薬剤師が瞳孔反射を確認する機会は限りなく少ないが，意識朦朧または意識のない状態の場合，瞳孔反射の確認により中毒などが推察できる場合がある．健常者の瞳孔の直径は 2.5〜4mm で，左右ほぼ同じ大きさになる．正常の場合では，片方に光を当てても，反対側の瞳孔も縮瞳するようになっている（ 🎥40）．

　一方，散瞳とは，瞳孔が 5mm 以上開いている状態を指す（ 図1 ）．その

🎥動画 40
正常な瞳孔反射の様子を見てみよう

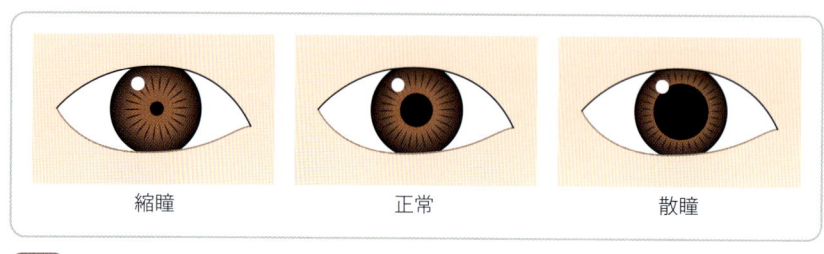

図1 縮瞳と散瞳

場合，脳幹障害が疑われ，生命維持の危険な状態あるいは亡くなっている状態になる．右目や左目に光を当てても縮瞳はせず，常に散瞳している．つまり，瞳孔反射消失の状態である．目の異常や検査に対して用いられる散瞳薬によっても起こる．アルコール中毒または覚醒剤を使用したときにも散瞳が起こる（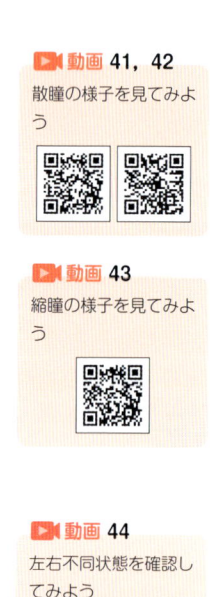41，42）．

　縮瞳は，瞳孔が 2mm 以下に閉じている状態を指す．この状態は，農薬やサリンのような有機リン系薬剤による中毒の可能性がある．右目や左目に光を当てても当てていなくても，常に縮瞳している（43）．一部の緑内障治療薬といった縮瞳薬の使用によって起こる状態でもある．ヘロインやモルヒネを使用したときにも縮瞳が起こる．縮瞳を起こしていると，通常よりも周りが暗く見える．

　片方の対光反射が消失し，左右の瞳孔の大きさが同じにならず異なる状態を左右不同状態という．神経系の異常に起因する現象で，頭を強く打つような事故などによって起こる現象である（44）．

　なお，瞳孔の計測は自然光の下で瞳孔計を眼の下に当てて測定するが，夜間など室内が暗い場合には光を眼に直接当てないようにする．なぜなら，対光反射により縮瞳してしまい正しい瞳孔径が測定できなくなるからである．

動画 41，42
散瞳の様子を見てみよう

動画 43
縮瞳の様子を見てみよう

動画 44
左右不同状態を確認してみよう

C 口

口は，副作用や特定の疾患の徴候を評価する際に重要となる．

- **歯肉の状態**：歯肉増殖が起きていないか確認する．歯肉増殖とは，歯肉が異常に肥大し腫れる状態を指す．この状態を引き起こす可能性がある代表的な薬剤としては，フェニトイン，ニフェジピンやシクロスポリンがある．
- **歯茎の状態**：顎骨壊死が起きていないか確認する．顎骨壊死とは，歯茎の部分の骨が露出した状態を指す．この状態を引き起こす可能性がある代表的な薬剤としては，デノスマブやビスホスホネート系薬剤がある．
- **口の乾燥状態**：ドライマウスが起きていないか確認する．糖尿病，腎障害，

貧血，脱水，シェーグレン症候群でみられる．この状態を引き起こす可能性がある代表的な薬剤としては，抗コリン薬，抗ヒスタミン薬，パーキンソン病治療薬などがある．

- **口角の状態**：口角が荒れていないか確認する．胃炎，感染症，ビタミンB_2・B_6・B_{12}・亜鉛欠乏などが考えられる．
- **舌の色の状態**：白い舌がみられる場合は，口腔カンジダ症，水分不足，口腔衛生の不良などを示す可能性がある．この状態を引き起こす可能性がある代表的な薬剤としては，抗菌薬，吸入ステロイド，免疫抑制薬や抗がん薬などがある．黒い舌としてみられる黒毛舌は，抗菌薬の服用や放射線治療により起こる．
- **舌の腫れの状態**：舌の腫れは血管性浮腫によって引き起こる．この状態を引き起こす可能性がある代表的な薬剤としては，非ステロイド性抗炎症薬（NSAIDs），アンジオテンシン変換酵素阻害薬などがある．
- **口腔内の粘膜**：口の中の粘膜に口内炎や潰瘍などがないかを確認する．この状態を引き起こす可能性がある代表的な薬剤としては，抗がん薬，免疫抑制薬などがある．
- **口唇の色**：青紫の場合はチアノーゼの所見であり，血中酸素濃度が低下している可能性がある．この状態を引き起こす可能性がある代表的な薬剤としては，亜硝酸アミルやニトログリセリンなどがあるが，肺炎など呼吸機能の低下を起こす薬剤によっても起こる場合がある．
- **味覚の状態**：味覚障害が起きていないか確認する．原因となる薬には，降圧薬，消化性潰瘍治療薬，抗うつ薬，抗菌薬，抗がん薬などがある．亜鉛キレート作用のある薬や唾液分泌を抑える薬に味覚障害が起こりやすいと考えられている．

D　頭部

頭部の状態や症状は，副作用を評価する際に重要となる．

- **脱毛**：抗がん薬により脱毛が起こるのはよく知られるところであるが，アピキサバン，ホスラブコナゾールや一部の分子標的薬などでは円形脱毛症の報告もある．
- **頭痛**：薬を使用してすぐに生じる頭痛のなかには，脳の血管が広がることで拍動性の痛みが生じるといわれるものがあり，原因となる薬剤として，狭心症の治療に用いられる硝酸薬などが挙げられる．片頭痛や緊張型頭痛の既往があり，対症療法として鎮痛薬などを過剰に使用することで起こる頭痛もある．

- 眩暈：眩暈を起こしやすい薬としては，降圧薬，抗てんかん薬，抗不安薬，抗うつ薬，パーキンソン病治療薬，睡眠薬などがある．また，市販の総合感冒薬などでも副作用で眩暈が起こる場合がある．

E 咽頭部

咽頭部の赤みや腫れ，違和感，痛みや声のかすれがないかを確認する．

- 扁桃の腫れ：扁桃炎が考えられる．扁桃炎は，扁桃腺の感染によって引き起こされる炎症である．これは一般的にウイルス感染または細菌感染（特にA群β溶血性レンサ球菌）によって発生する．
- 咽頭痛：咽頭痛の訴えがある場合は，感染症や他の咽頭疾患の早期発見につながる可能性がある．
- 嚥下能力：高齢者や神経学的障害がある患者などでは嚥下能力も低下しているため，定期的に嚥下機能の評価をしてもよいだろう．嚥下能力の低下は，誤嚥性肺炎などの感染症につながる可能性がある．嚥下能力の評価としては，患者に自身の唾液や水を飲んでもらい，遅延や咳き込みの有無を観察する簡単な方法がある．嚥下障害の早期発見を行うことは，患者の生活の質を向上させ，重篤な合併症のリスクを減らすために不可欠である．

▶ 反復唾液嚥下テスト（RSST）

反復唾液嚥下テスト（repetitive saliva swallowing test：RSST）は，嚥下機能のスクリーニングテストのひとつである．非侵襲的であり，高齢者や神経学的障害がある患者の嚥下障害を評価するのに有効である．特に，脳卒中やパーキンソン病などの神経学的障害がある患者のフォローアップ評価に役立つ．

【方法】
① 座位または立位でリラックスした状態で行う．
② 30秒間で自分の唾液をできるだけ多く嚥下するよう指示する．
③ 評価者は被検者の喉頭隆起および舌骨に検者の指を当て，明確な嚥下動作の回数を数える．

【評価】
30秒間に3回以上の嚥下が可能であれば正常範囲である．嚥下回数が2回以下の場合は，嚥下機能に問題がある可能性が示唆される．

▶ 改訂水飲みテスト（MWST）

　改訂水飲みテスト（modified water swallowing test：MWST）は嚥下障害のスクリーニングに使用される簡易的な評価方法のひとつである．3mLの冷水を嚥下し，嚥下運動および評点から咽頭期の障害を評価する．

【方 法】

必要物品：冷水（3mL），シリンジ

① シリンジで冷水を3mL計量する．

② シリンジを持つ手と逆の手で舌骨と甲状軟骨の上に指を乗せる．

③ 舌背には注がずに必ず口腔底に冷水3mLを注ぎ，嚥下するように指示する．

④ 嚥下を触診で確認し，むせや呼吸状態の変化の有無も併せて確認する．

⑤ 嚥下が起こった後に，「エー」などと発声をさせて，湿性嗄声（させい）の有無を確認する．

⑥ 湿性嗄声がなければ，反復嚥下を2回追加して行わせる．

【評 価】

評点1：嚥下なし，むせるかつ/または呼吸切迫

評点2：嚥下あり，呼吸切迫

評点3：嚥下あり，呼吸良好，むせるかつ/または湿性嗄声

評点4：嚥下あり，呼吸良好，むせなし

評点5：評点4に加え，反復嚥下が30秒以内に2回可能

3点以下は問題ありとする．また，4点以上であれば最大でさらに2回繰り返し，最も悪い結果を評点とする．

F 頸部

- **頸静脈の怒張**：右心不全でみられる症状のひとつである．右心不全は，血液を肺動脈に送り出す際に，原因疾患によって右心室に負荷がかかることで右房圧が上昇し，その結果，静脈系の血流が滞り，全身のうっ血をきたした状態である．

- **甲状腺の腫れ**：バセドウ病，橋本病，甲状腺腫瘍などが考えられる．正常の大きさでは，嚥下時に甲状腺の左葉・右葉とも上に動き，安静時の位置に戻る．しかしながら，腫大している場合，上下運動はあるが，下の境界が左右対称となっていない．

- **リンパ節腫脹**：リンパ節が腫脹している場合は，局部の炎症，感染症や悪性腫瘍などが考えられる．頭頸部の体表面近くにはリンパ節が多く集まっている．リンパ節は，正常では触れないか，触れても1cm以下である．

解説

2 ┤ 胸腹部

A 腹部

腹部の観察は，特定の疾患の徴候や副作用を評価する際に重要となる．

- **胃腸の不調**：多くの薬剤で，胃痛，胃腸の炎症，消化不良，吐き気，嘔吐などを引き起こすことがある．
- **胃潰瘍・消化管出血**：長期間の非ステロイド性抗炎症薬（NSAIDs）の使用は，胃潰瘍や消化管出血のリスクを高めることがある．上部消化管出血では黒色便（タール便）がみられる．
- **腹痛**：腹痛による腹部の触診では，痛い場所を口頭で確認したうえで，痛くない場所から触診し，痛いところは最後に触るのがルールである．痛くない場所を深くゆっくり押してパッと離し，押したときと離したときのどちらが痛いかを確認する．徐々に痛いところに近づけて触診するようにする．なお，圧迫すると反射的に硬く触れる（筋性防御），離したときのほうが痛い場合は（反跳痛），腹膜刺激症状と考えられ，腹膜炎などの疑いがある．同様に，右上前腸骨棘とへその間の腸骨側 1/3 の McBurney 点または中間の Monro 点を押して痛みを発する場合，あるいは左右の上前腸骨棘の右 1/3 の Lanz 点を押して痛みを発する場合は，虫垂炎が示唆される（**図2**）．
- **腹部膨満感**：α-グルコシダーゼ阻害薬などにより腸内ガスが増加し，放屁増加，腹部膨満や鼓腸などが起こる場合がある．

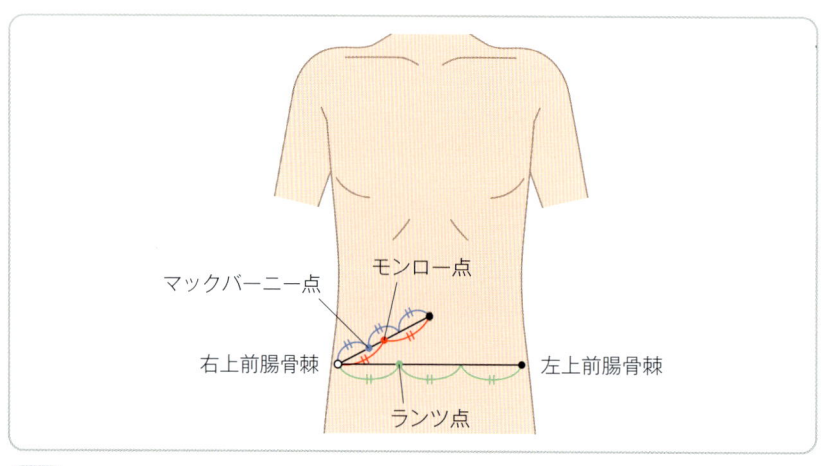

図2 腹部の主な圧痛点

- 皮膚の異常：静脈の怒張が肝硬変でみられる場合がある．肝硬変では，肝臓の血液の流れが障害され，腹部を含む体の他部位への血流が増加することがある．これにより，腹部の表面静脈が拡張し目立つようになる．また，帯状疱疹では，胸や腹部，背中など上半身の一方の体側において，限局したピリピリした痛み，痒み，そして赤い発疹や水ぶくれが現れる．顔面や目の周りにみられることもある．帯状疱疹は，水痘・帯状疱疹ウイルスによって引き起こされる．なお，正常初見ではあるが，急速な体重増加や成長，妊娠などによって皮膚が急激に伸びることで，腹部の皮膚に線状の模様が生じる場合がある．はじめは赤みを帯びていることが多いが，時間とともに薄くなり，白色に変わることがある．

B　背部

背部の観察は，特定の疾患の徴候や副作用を評価する際に重要となる．

- 皮膚の異常：アトピー性皮膚炎では痒みを伴う赤い発疹が背中に現れることがある．また，アレルギーやストレスなどが原因で，蕁麻疹として背中に痒みを伴う紅斑が急に現れることがある．帯状疱疹は，背中でもみられる．さらに，暑い季節や運動後にみられる汗疹（あせも）やダニによって引き起こされる疥癬では，背中に小さな水疱や赤い発疹が現れることがある．
- 褥瘡：臥床患者では，褥瘡の確認が重要である．褥瘡の多くは背部で確認ができる．寝たきり患者では仙骨部，坐骨，大転子部などにおいて，褥瘡がみられる場合がある．
- 肋骨脊柱角叩打痛：その他，背中側の肋骨脊柱角（costovertebral angle：CVA）を叩いて痛みがある場合は，腎盂腎炎，腎結石や水腎症が疑われる（図3）．

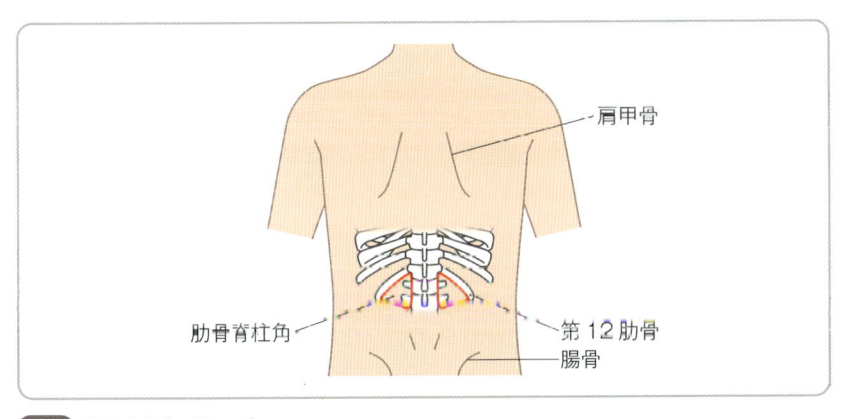

図3　肋骨脊柱角（CVA）

解説

3 ┤ 四 肢

A 手足

　手足は比較的衣類に覆われていないため，観察しやすい．まず，視診として手足の皮膚の色調，形状，皮膚の状態を細かく観察する．色調については，青白さ，赤み，紫色などのチアノーゼなどの異常がないか確認する．また，手指や足趾（そくし）の形状にも注意を払い，腫れや変形がないかをみる．皮膚の状態としては，乾燥や発疹，水疱，潰瘍，瘢痕などの異常がないかを確認する．

　次に触診し手足の皮膚の温度を確認し，冷たさが感じられる場合は血流障害の可能性を考慮する．また，皮膚の湿度を確認し，乾燥しているか湿っているかを確認する．湿っている場合は，多汗症の疑いがある．手首や足首の脈拍も触診し，左右差がないか血流の状態を評価する．さらに，手足の浮腫（ふしゅ）（むくみ）を確認し，圧迫して凹みが残るかなどの浮腫の有無を確認する．

　手足の筋力をテストする場合，対称性と筋力の低下がないかを確認する．握手をしたときに握力が低下している，膝が立てられず倒れてしまうときなどは，運動障害の可能性がある．両腕を持ち上げようとしても片腕だけ上がらない，片側の手のしびれなどの症状があれば，脳梗塞が疑われる．

B 爪

　通常，健康な爪は，爪床（爪の付け根部分）とほぼ平行またはわずかな角度をもって成長する．この角度は一般に，約160〜180°の範囲内である．健康な爪は爪床に対して平らで，滑らかな曲線を描いている．しかし，爪の付け根部分の角度に異常がある場合，それは特定の健康状態を示唆することがある．例えば，匙状爪甲（スプーンネイル）と呼ばれる状態では，爪が凹んで角度が異常になる．これは，鉄欠乏性貧血やカルシウム不足などの指標となることが多い．また，ばち爪（ばち状指）は爪の付け根が膨らみ，爪と爪床の角度が180°を超えて鈍角になる状態を指す（図4）．これは，肺や心臓の病気，特に慢性肺疾患や心不全などの徴候であることがある．さらに，細菌性心内膜炎では爪の下にある皮膚部分に線状の出血を確認する場合がある．その他，爪水虫（爪白癬）は爪の変色や変形などの症状がみられる感染症である．抗がん薬によって起こる副作用である手足症候群では，色素沈着，薄くなる，割れるなど，爪の変形が起こる場合がある．

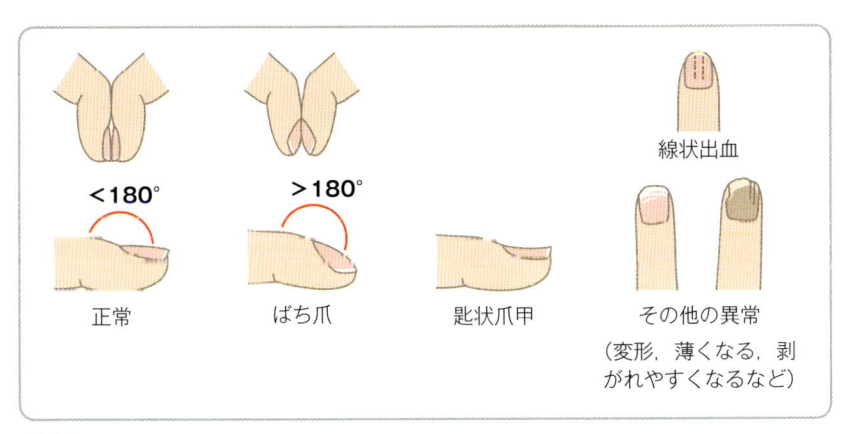

線状出血

＜180°　　　＞180°

正常　　　ばち爪　　　匙状爪甲　　　その他の異常

（変形，薄くなる，剥
がれやすくなるなど）

図4 爪の異常

memo

リフィリングテスト

　爪床を白くなるまで5秒ほど圧迫し，2秒程度で元の色調に戻れば正
常な循環動態であると判断するリフィリングテスト（ブランチテスト）
がある．2秒以上かかればショックや脱水症など末梢循環不全を疑う．

4 ┤ その他の部位

Ⓐ 浮腫

浮腫とは，水分が血管やリンパ管の外に滲み出し，皮下組織に貯留し体の表面が膨らんで見える状態を指す．指で浮腫部位を押す圧痕確認は，脛骨前面など骨が皮下にある部位を，親指または人差し指から薬指で約10秒圧迫して行う．圧痕の程度は，圧迫を解除した後に圧迫部位を見るだけでなく，指で表面をなでることによっても確認する．通常，浮腫がない場合，脛骨前面，足背，仙骨部など，皮膚のすぐ下に骨が触れる部位では骨の硬さを触知できる．圧痕性浮腫の場合は，圧迫によりくぼむ．程度に応じて1＋〜4＋の4段階で表現することが多い（**表1**）．軽度の浮腫の場合，触診するとわかりやすい．

表1 浮腫の評価（4段階）

1＋	2mmのくぼみ
2＋	4mmのくぼみ
3＋	6mmのくぼみ
4＋	8mmのくぼみ

浮腫は，心不全，腎不全，静脈閉塞などのうっ血，ネフローゼ症候群，肝硬変，低栄養などの低アルブミン血症により起こる．薬剤性の浮腫や特発性浮腫も圧痕性になる．長時間の立位などによっても，下腿や足背に軽度の圧痕性浮腫が生じる．一方，非圧痕性浮腫の場合は圧迫してもくぼまない．リンパ液の流れの障害によるリンパ浮腫，局所の蜂窩織炎などの炎症による浮腫は，初期には圧痕性であるが，慢性化すると非圧痕性になる．重度の甲状腺機能低下症でみられる浮腫や血管性浮腫も非圧痕性になる（▶45）．

▶**動画45**
浮腫の程度を確認してみよう

> **memo**
> **浮腫から推察できること**
>
> 浮腫が起こる部位によって，さまざまな可能性を推察することができる（**図5**）．四肢に浮腫がみられた場合，左右差がなければ全身性の浮腫と考える．また，全身性の浮腫の場合は，心不全，腎性浮腫，肝性浮腫，低栄養などが主な原因と考える．さらに，下肢に浮腫がみられる場合は，心不全などの心疾患の可能性が推察できる．
>
> 浮腫が発症する経過からも推察することができる．急に全身性の浮腫が起こった場合は，心不全や急性腎不全の可能性が考えられる．服薬後に浮腫が起こった場合は薬剤アレルギーの可能性，起床時に浮腫が増悪している場合は腎性浮腫の可能性，夕方に浮腫が増悪している場合は心性浮腫の可能性，食後に浮腫がみられる場合は水分や塩分の摂り過ぎ，食物によるアレルギーの可能性がある．

浮腫と同時に起こる症状からも推察することができる．尿量減少を伴う場合は，腎性浮腫の疑いがある．尿がまったく出ていない場合は，尿毒症や腎不全の可能性が高い．この場合は，すぐに医師に連絡する必要がある．息苦しさや倦怠感がある場合は，心不全を推察することができる．

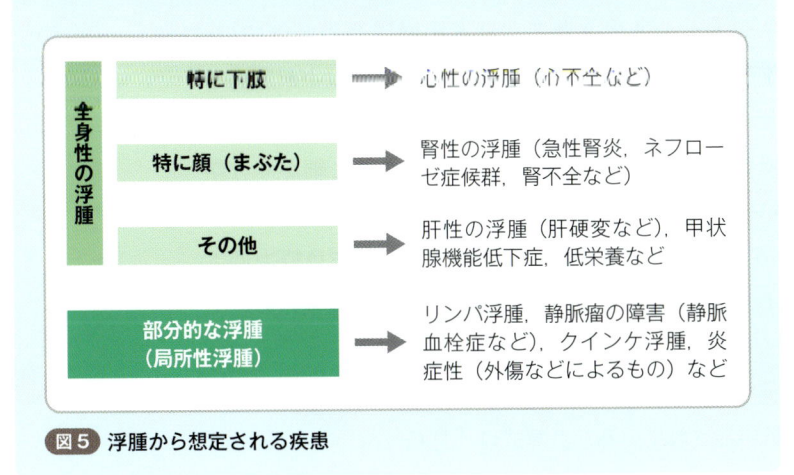

図5 浮腫から想定される疾患

B 便の色

薬剤が便に及ぼす影響については，薬剤の種類や個々の体質によって多岐にわたる．（便に影響を与える薬：p.70，糞便状態のアセスメント：p.98）

- **黒い便（タール便）**：真っ黒な便がみられたときは，胃潰瘍もしくは十二指腸潰瘍といった，口に近い部位の消化管出血が疑われる．鉄欠乏性貧血で鉄剤を服用している患者でもみられるが，それ以外では基本的に胃や十二指腸といった上部消化管出血を疑う．
- **赤い便（鮮血便）**：便だけが赤くなり血液が付着している状態では，痔やポリープといった部分からのわずかな出血が考えられる．一方，便器の中の水がすべて真っ赤になっている状態では，大腸の奥での出血が考えられる．よって，赤い便は，痔核出血，大腸からの出血（感染性腸炎・虚血性腸炎など），大腸がん，ポリープ切除後などでみられる．結核でリファンピシンを服用している患者でも着色がみられることがある．
- **白い便（白色〜レモン色）**：白色〜レモン色の便がみられたときは，肝臓と胆管の異常が考えられる．便には胆汁が混じっているため，通常は茶色であるが，肝炎から肝不全を起こして肝臓で胆汁が作られなくなったり，胆管が胆石や腫瘍で詰まり胆汁が腸に排泄されなくなったりすると，白色〜レモン色の便となることがある．また，ロタウイルス感染症やバリウム検査後でもみられる．

C 体重・肥満度

　体格指数（body mass index：BMI）は，身長と体重から算出される肥満度を示す指標で，成人の体重評価に広く用いられている．計算式は「体重（kg）÷身長（m）÷身長（m）」で表される．日本肥満学会の基準では，BMI が 18.5 未満は低体重，18.5 以上 25 未満が普通体重，25 以上が肥満とされている．さらに，肥満は，25 以上 30 未満は肥満 1 度，30 以上 35 未満を肥満 2 度，35 以上 40 未満を肥満 3 度，40 以上を肥満 4 度と細かく分類されている．BMI が高いと，糖尿病，高血圧や心疾患などの生活習慣病のリスクが増加する．一方，BMI が低すぎる場合も，栄養不足や免疫力低下など健康リスクが高まる．したがって，適正な体重維持が健康管理において重要となる．

　日本肥満学会は標準体重（適正体重）を BMI 22 と提唱しており，わが国では疾病合併率が最も低いとされている．計算式は「身長（m）×身長（m）×22」で表す．ただし，BMI は単純に体重と身長だけで算出されるため，筋肉量や体脂肪率が考慮されない点に注意が必要である．筋肉質の人やいわゆる隠れ肥満の人では，BMI だけで正確な健康状態を評価することは難しいため，体脂肪率やその他の健康指標も併用することが推奨される．

　メタボリックシンドロームの診断基準は 表2 のようになっている．これらのうち腹囲の基準を満たし，さらに血清脂質，血圧，血糖のうち 2 つ以上が基準値を超える場合，メタボリックシンドロームと診断される．この状態は内臓脂肪の蓄積によって引き起こされ，動脈硬化や心筋梗塞，脳梗塞などのリスクを高めるため，早期の生活習慣改善が推奨される．

表2 メタボリックシンドロームの診断基準

腹囲（必須）	男性 85cm 以上，女性 90cm 以上
血清脂質	中性脂肪値 150mg/dL 以上 かつ / または HDL コレステロール値 40mg/dL 未満
血圧	収縮期血圧（最高血圧）130mmHg 以上 かつ / または拡張期血圧（最低血圧）85mmHg 以上
血糖	空腹時血糖値 110mg/dL 以上

（メタボリックシンドローム診断基準検討委員会：メタボリックシンドロームの定義と診断基準．日本内科学会雑誌，94：188-203，2005．）

D　神経

通常，神経系のアセスメントを薬剤師が実施することは少ないと思われる．しかし，薬物療法の管理や副作用モニタリングを行う際に，神経学的な異常が疑われる場合がある．例えば，以下の症状が挙げられる．

- **パーキンソニズム**：表情が乏しくなる，歩行が遅くなる，安静時の手足の震えなどがみられる．
- **ジストニア**：頸部の捻転，舌の突出，眼球上転（目が上を向いたままになる）などがみられる．
- **アカシジア**：座っていられない，足を常に動かす，そわそわする感覚などがみられる．
- **ジスキネジア**：顔面や口周りの不規則な動き，舌のねじれ，咀嚼運動などがみられる．

　定型抗精神病薬（クロルプロマジン，ハロペリドール，フルフェナジンなど），非定型抗精神病薬（リスペリドン，オランザピン，クエチアピンなど），制吐薬（ドンペリドン，メトクロプラミドなど），抗認知症薬（ドネペジル，リバスチグミンなど）など特定の薬剤が神経系に影響を与えることが知られている場合，その副作用として腱反射の亢進や減弱，バビンスキー反射の出現がみられることがある．このような場合，薬剤師が初期評価として反射検査を行い，異常が認められた場合は速やかに医師に報告する必要がある．

▶ 反射

　腱反射とは筋肉に付着する腱をハンマーで叩くと，筋肉が反射的に収縮する現象を指す．神経系の機能を評価するために用いられ，代表的な腱反射の部位は膝の下の膝蓋腱を叩く膝蓋腱反射がある（**写真 1**）．

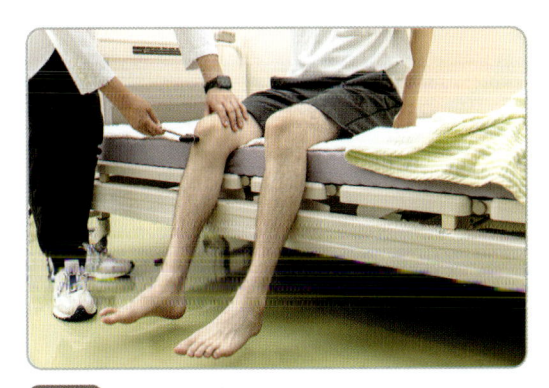

写真 1　腱反射の測定

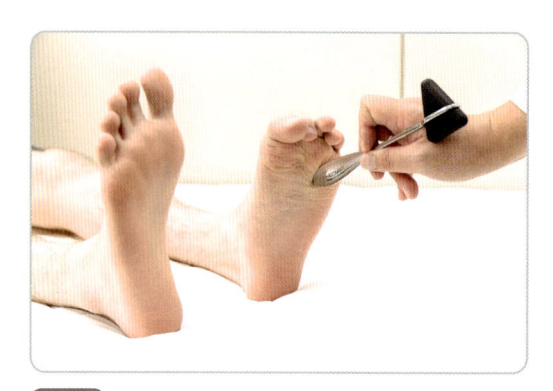

写真2 足底反射

　バビンスキー反射とは，足の裏の外側を踵からつま先に向けて強く擦ると，母趾が甲側に反り（背屈），他の指が扇状に広がる反射を指す．正常ではすべての足趾が底屈する足底反射を示す（**写真2**）．バビンスキー反射は新生児にみられる正常な現象であるが，2歳以降に現れる場合は錐体路障害を示唆する病的反射とされる．

解説

1 ┤ 心電図計

　医療では，四肢誘導と胸部誘導を合わせた12誘導心電図を計測することが一般的であるが，ここでは，薬剤師も気軽に心電図の確認ができるように一般向けの携帯型心電図計を中心に解説する．

　近年，携帯型心電図計はスマートフォン程度の大きさで，指で持つ，または胸に当てるだけで測定できるため，安価なものも多く在宅医療などで頻用されている．携帯型心電図計では，心電図のみならず不整脈の有無や脈拍数をより簡便に確認できるため扱いやすい．

A　心電図計の仕組み

　一般に，四肢誘導は手足から測定する．四肢誘導には標準肢誘導と単極肢誘導がある．四肢誘導では，赤・黄・緑色の電極をそれぞれ手首，足首に装着する（**図1**）．

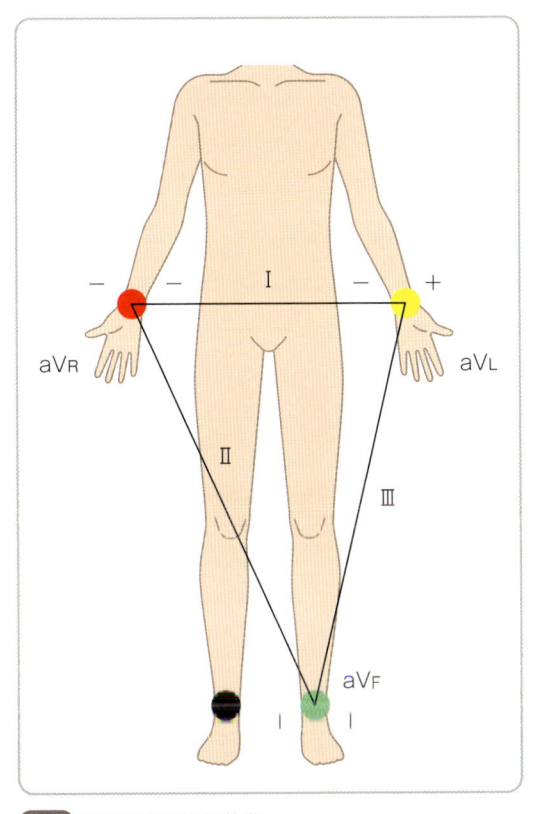

図1 四肢誘導の電極位置

標準肢誘導とは，右手首と左手首の間で電位差を見る第Ⅰ誘導，右手首と左足首の間で見る第Ⅱ誘導，左手首と左足首の間で見る第Ⅲ誘導を示す．携帯型心電図計では，両手で測定した場合に第Ⅰ誘導，右手と心臓下左腹部で測定した場合は第Ⅱ誘導の結果が表示される（**図2**）．

単極肢誘導とは，右手首と左手首・左足首の間で電位差を見る aV_R，左手首と右手首・左足首の間で見る aV_L，左足首と右手首・左手首の間で見る aV_F の3つの誘導法である（**図1**）．

一方，胸部誘導は胸で測定する．心臓を取り囲むように左胸に電極6個を付け，より心臓に近い体表面で心臓の電位変化を測定しながら，前後・左右の水平面から心臓を観察する（**図3**）．

memo

電極の色の覚え方

四肢誘導では赤・黄・緑色の頭文字をとった「明美（あきみ）」，胸部誘導では赤・黄・緑・茶・黒・紫色の頭文字をとった「明美（あきみ）ちゃんと組む（く）」という語呂合わせがある．携帯型心電図計では，実際に患者の胸に電極を付けて測定する3点誘導法や5点誘導法などもある．

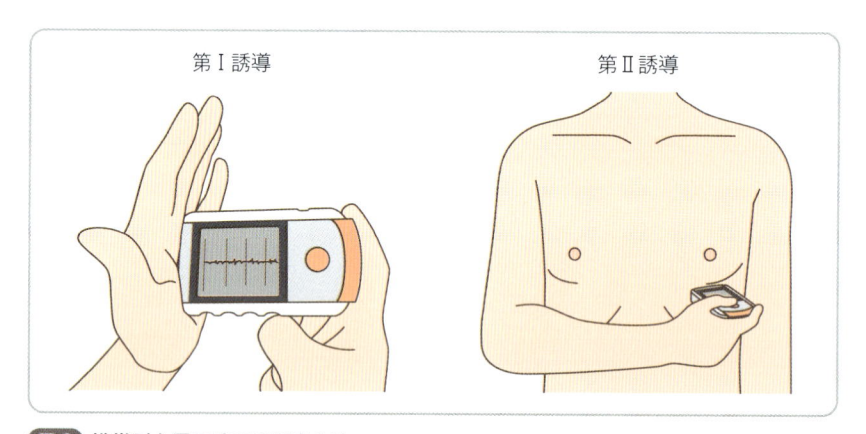

第Ⅰ誘導　　　　　　　第Ⅱ誘導

図2 携帯型心電図計での測定方法

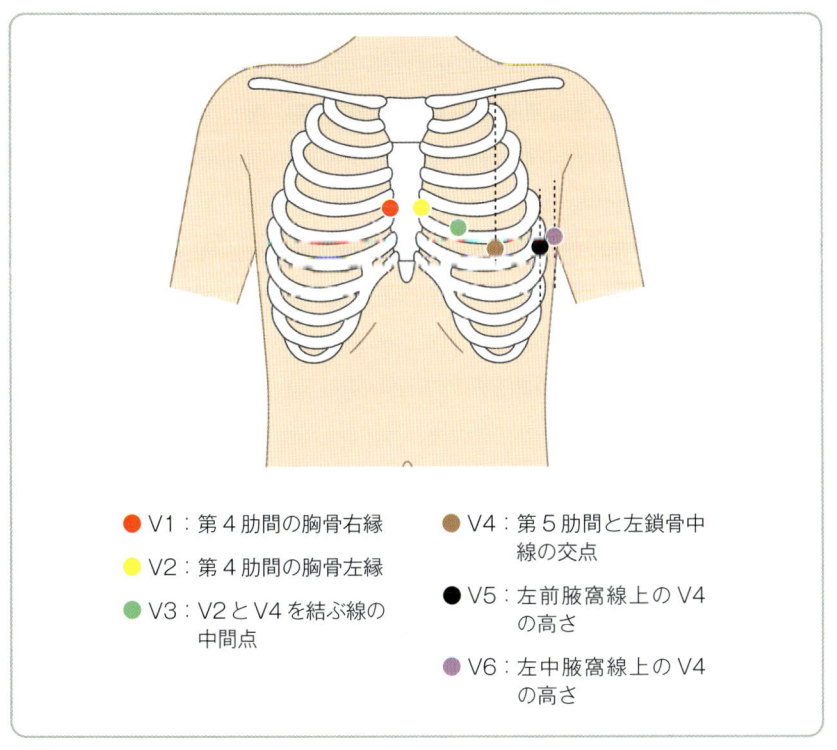

● V1：第4肋間の胸骨右縁

● V2：第4肋間の胸骨左縁

● V3：V2とV4を結ぶ線の
中間点

● V4：第5肋間と左鎖骨中
線の交点

● V5：左前腋窩線上のV4
の高さ

● V6：左中腋窩線上のV4
の高さ

図3 胸部誘導の電極位置

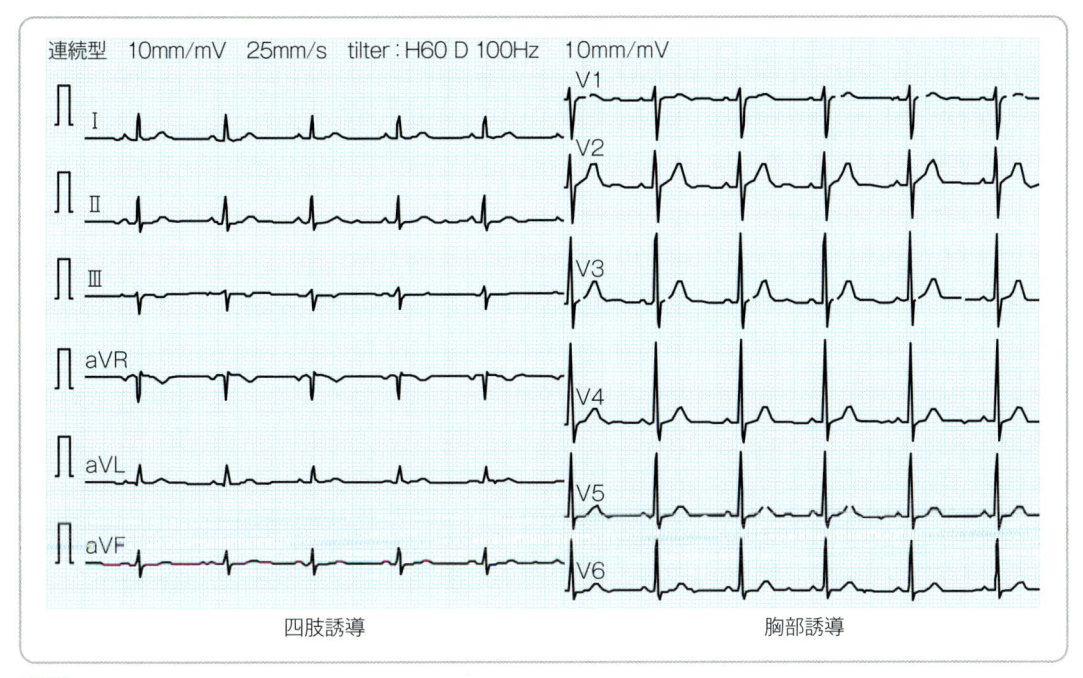

図4 12誘導心電図（ECG）

　12誘導心電図を **図4** に示す．四肢誘導心電図と胸部誘導で構成される．四肢誘導心電図でよく
目にするのは第Ⅱ誘導である．

B 心電図のアセスメント

薬の服用中に眩暈や動悸が起こり,「胸が痛み不快感がある」「脈が速くなる」「呼吸数が増える」などの症状がみられた場合には,危険な不整脈の初期症状の可能性がある. 例えば,β 作動薬やジギタリス製剤などには催不整脈作用がある. 臨床的に問題とされるのは,抗不整脈薬の催不整脈作用であり,心室頻拍やトルサード・ド・ポアント (torsades de pointes) と呼ばれる多形性心室頻拍が挙げられる. これらの薬剤が投与されている患者において動悸や胸の痛みを感じた際には,携帯型心電図計を用いて記録することで医師との情報共有が可能となる.

一般向けの携帯型心電図計の特徴としては,測定波形をその場で表示できる,R-R 間隔・コメントが表示できる,データ保存・転送ができるなどである. また,最近では,心房細動の早期発見を目的として携帯型心電図計による測定を行っている薬局もある. 心房細動のスクリーニングは,脳梗塞を予防するための重要な手段である. 心房細動の状態は血栓を形成しやすく,それが脳の血管に運ばれると脳梗塞を引き起こす可能性がある. よって,薬剤師によるスクリーニングにより医師への受診勧奨につなげ,心房細動を早期に発見し,適切な治療を行うことで脳梗塞のリスクを大幅に減少させることができるだろう. 特に,高齢者,高血圧,糖尿病や心不全などのリスク因子をもつ人々においては,定期的なスクリーニングが推奨される. 今後はこのようなデバイスと人工知能 (AI) の組み合わせにより,より正確なアセスメントが可能となるであろう.

C 心電図の実際

実際の心電図を見てみよう（▶46）．動画46の音は，脈拍のリズムに同期している．ここでは，脈拍80bpmである．一番上が心電図の第Ⅱ誘導，上から2番目の「Pleth」は脈拍の強さを表している．

洞頻脈を見てみよう（▶47）．ここでは，脈拍100bpmである．波形は一定で洞調律であるが，脈拍が非常に速くなっているため警告音が鳴っている．

洞徐脈を見てみよう（▶48）．ここでは，脈拍50bpmである．波形は一定で洞調律であるが，脈拍が非常に遅いため警告音が鳴っている．

> **memo**
>
> **洞調律（sinus）**
>
> 正常な心電図では，PQRST波を一定の間隔で確認できる．異常がないPQRST波が一定の間隔で続いている状態を洞調律（sinus）という．洞結節で発生した電気的興奮が正しく心臓全体に伝わり，心臓が正常なリズムを示している状態である（→p.11）．

▶動画46
洞調律を確認しよう

5-1
心電図計

▶動画47
洞頻脈を確認しよう

▶動画48
洞徐脈を確認しよう

解説

2 │ その他の検査機器

A 骨密度計

　骨密度の測定は，患者の骨の健康状態を評価し，骨粗鬆症のリスクを特定するための重要な手段となる．特に高齢者にとっては，骨粗鬆症は深刻な健康問題である．

　骨密度の評価には一般に若年成人平均値（young adult mean：YAM）が用いられる．YAM は 20～44 歳までの健康な成人の骨密度平均値を 100％として，現在の骨密度がその何％にあたるかを示す値である．YAM に基づく骨密度の評価基準は，80％以上が正常，70％以上 80％未満が骨量減少，70％未満が骨粗鬆症と診断される．

　骨密度の測定装置には 2 種類ある．1 つ目は，非侵襲の超音波を使用して踵の骨量を測定し，女性や小児などの幅広い年齢層でも安全に用いることができる超音波方式である．2 つ目は，高速かつ高精細な診断が可能で病院の整形外科などで使用される X 線方式である．現在，薬局などで薬剤師が使用している骨密度測定装置は前者の超音波方式が主となっている．

　薬局内や街の健康イベントなどで骨密度を測定することにより，適切な生活指導を行うことが可能となる．例えば，骨密度が低い患者にはカルシウムやビタミン D を多く含む食事の提案，サプリメントの摂取や適切な運動プログラムを勧めることができる．また，骨粗鬆症のリスクが高い患者を特定し，受診勧奨につなげることができる．骨粗鬆症の治療薬を服用している患者においても，治療効果のモニタリングやフォローアップに使用できる．

B POCT 関連機器

　POCT（point of care testing）関連機器とは，患者のそばで迅速に検査結果を得られる小型の医療機器のことである．これらの機器を用いることで，患者の血液を用いて，その場で即座に検査結果を得ることができる．

　2014 年 4 月に厚生労働省医政局長より『検体測定室に関するガイドライン』が示され，薬局内に POCT 関連機器を備えた検体測定室を設置している施設もある．測定できる項目は AST，ALT，γ-GTP，中性脂肪（TG），HDL コレステロール，LDL コレステロール，血糖，HbA1c である．ただし，血液の採取は受検者自らが穿刺器具により手指で行うこととなっており，薬剤師が行えるのは血液採取の補助までである．

POCT の最大の利点は，その迅速性にある．通常の検査プロセスでは結果を得るまでに時間を要するが，POCT では数分以内に結果が得られるため，患者の状態に応じた即時の対応が可能となる．この迅速なフィードバックにより，患者と薬剤師とのコミュニケーションが促進され，患者自身の健康管理への理解や治療への参加意識を高めることができる．また，POCT は生活指導，慢性疾患の管理，受診勧奨や薬物療法のモニタリングにも有用である．例えば，糖尿病患者の血糖コントロール状態や，脂質異常症患者の脂質プロファイルを定期的に確認することで，治療効果の評価や必要に応じた治療計画の調整を提案することができる．このように，POCT 関連機器は薬剤師によるフィジカルアセスメントを補完し，より包括的で質の高い医療サービスの提供に寄与する重要なツールとなっている．

C ポータブルエコー

ポータブルエコーとは，小型で持ち運びが容易な超音波診断装置のことである．従来の大型の超音波診断装置と比較して，軽量かつコンパクトな設計により，薬局や在宅医療など，さまざまな場面で使用することができる．その主な特徴として，携帯性，即時性，非侵襲性，多様な用途が挙げられる．手のひらサイズであり，訪問先に持参しやすく，その場で画像を確認できるため，患者の状態をリアルタイムで評価することができる．薬剤師の主な使用場面としては，在宅医療における訪問薬剤管理指導時の患者状態確認，薬局での来局患者の薬物療法効果や副作用評価，病棟業務における入院患者の薬物療法モニタリング，多職種連携における医師や看護師との画像情報共有などが挙げられる．

具体的な活用例としては，利尿薬使用患者の膀胱内尿量測定，抗凝固薬使用患者の下肢静脈血栓症スクリーニング，心不全患者の胸水貯留確認などがある．これらの検査により，薬物治療の効果や副作用をより客観的に評価し，適切な薬学的管理を行うことが可能となる．

ポータブルエコーは，患者の状態をより詳細に把握し，エビデンスに基づいた薬物療法を提供するための重要なツールとなっている．今後，薬剤師のフィジカルアセスメント技術の向上とともに，ポータブルエコーの活用範囲がさらに広がることが期待される．

解説

3 ｜ アプリケーション

A アプリケーションを用いた検査

　スマートフォンやタブレットなどのデジタル端末を利用して簡易的に検査や測定ができるアプリケーション（アプリ）が存在する．これらのアプリの多くは，医療機器としての認可は受けていないため，参考値程度にとどめておくほうがよいだろう．

　一方で，腕時計型端末の Apple Watch に搭載された「家庭用心電計プログラム」および「家庭用心拍数モニタプログラム」は厚生労働省により医療機器として認定されている．医療分野においてウェアラブルデバイスの利用を公式に認めた一例であり，日本でもデジタルヘルスケア分野での進展が期待される．その他，未認可ではあるが，以下のようなアプリも存在する．

- 聴覚を検査するアプリ：簡単なテストを通じて聴力レベルを測定し，年齢に応じた聴力の状態が評価できる．聴力の損失が疑われる場合には，専門の医師に相談することが推奨されている．
- 視覚を検査するアプリ：自宅で簡易的に視力検査を行うことができるように設計されている．正式な眼科検査に代わるものではないが，視力の大まかなアセスメントが可能となる．
- 認知機能を測るアプリ：記憶力，思考能力，言語能力などの認知機能をテストし，認知症のリスクを早期に検出することを目的としている．認知症の診断ツールとしては使用されないが，認知機能の変化に気づくための手助けとなる．

B 治療用アプリケーション

　デジタル端末を利用して，患者の生活や健康管理に介入し，治療効果をもたらすアプリ，ゲームや VR の開発が進んでいる．2020 年 8 月には，ニコチン依存症患者に医師が処方する治療用アプリが国内の薬事承認を取得し，治療用アプリとして新たな扉を開いた．それに続き，高血圧症や不眠障害に対する治療用アプリも薬事承認され，プログラム医療機器の開発・上市を促進するため，薬事・保険収載の環境整備も急速に進められている．

　また，2023 年 11 月には，認知症の診療支援に用いる神経心理検査用プログラムが製造販売の承認を取得している．同機器は，タブレット端末にイン

ストールしたアプリを使用する．簡便に実施できるため，検査者の負担軽減とともに客観性ある評価を可能にする．アクセシビリティの高い治療用・診断用アプリによって，リアルタイムでの健康管理と介入を実現し，医療提供の質を向上させることが期待される．

- 高血圧治療を補助するアプリ：生活習慣改善をサポートする高血圧治療補助アプリがある．使用には医師の処方が必要である．ガイドラインに基づき，減塩・減量・運動・睡眠管理・ストレス管理・節酒の行動変容を促し，家庭血圧データの医師との共有機能を搭載している．6ヵ月間のプログラムで，保険適用により全国の医療機関で利用可能である．

解説

1 ▸ 痛 み

　患者の苦痛を理解し，適切な治療方針を立てるためには，痛みの評価が不可欠である．ここでは，おもな4つの痛みの評価スケールについて解説する．

A フェイススケール（FPS）

　フェイススケール（face pain scale：FPS）は，表情のイラストを使って痛みの強度を評価する方法である．このスケールには，笑い顔（痛みなし）から泣き顔（最大の痛み）までの6つの表情が描かれている（**図1**）.

　自身の心情や痛みに最も近い顔を選んでもらう方法であり，言語表現が困難な小さな子どもやコミュニケーションに障害をもつ患者にも適している．薬剤師には，患者やその家族がフェイススケールを使って痛みの状態を簡単に伝えることができるよう支援することが求められる．

B 視覚的評価スケール（VAS）

　視覚的評価スケール（visual analogue scale：VAS）は，痛みの強度を評価する方法である．このスケールは，通常10cmの直線で表され，片端には「全く痛みなし」（0点），もう一方の端には「今までで一番の痛み（最悪の痛み）」（100点）と表示されている（**図2**）.患者にはこの線上で自分の痛みがどの位置にあるかをマークしてもらい，その位置を測定することで痛み

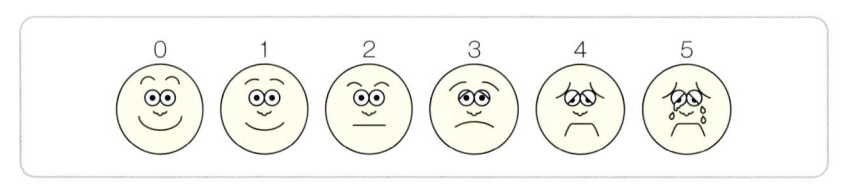

図1 フェイススケール

（厚生労働省：痛みの教育コンテンツ）

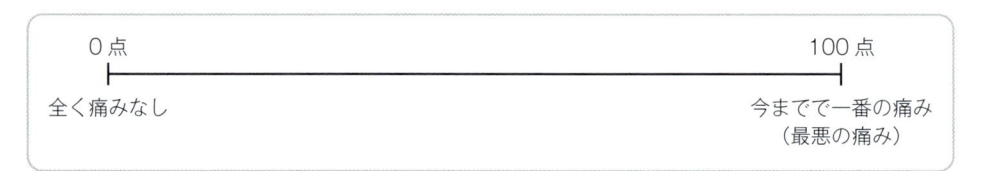

図2 視覚的評価スケール（VAS）

の度合いを数値化する．主観的な尺度ではあるが，そのシンプルさから臨床現場や研究で広く利用される．しかし，低年齢の子どもや認知機能に障害がある人には，より直感的な方法が推奨される．

C 数値評価スケール（NRS）

数値評価スケール（numeric rating scale：NRS）は，痛みの自己評価に広く用いられる方法で，VASと同様に痛みの強さを数値で表す．NRSでは，0（痛みなし）から10（最大の痛み）までの数字を用いて，患者に現在の痛みの強さを評価してもらう（図3）．このスケールは口頭での応答が可能であるため，視覚に頼らない状況でも活用できる．

D バーバルレーティングスケール（VRS）

バーバルレーティングスケール（verbal rating scale：VRS）は，患者が自身の痛みの程度を言葉で表現することに基づいた評価方法である．VRSでは，患者に「全く痛くない」「少し痛い」「かなり痛い」「非常に痛い（耐えられないほど痛い）」といった具体的な説明から選択してもらい，その回答をもとに痛みの強度を評価する．このスケールは，特に口頭でのコミュニケーションが可能な患者に対して，痛みの主観的な評価を簡単に行うための効果的なツールとして利用されている．

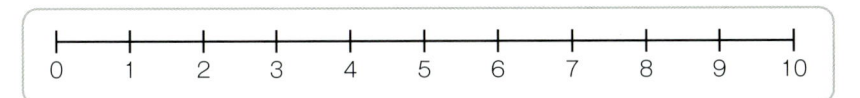

図3 数値評価スケール（NRS）

2 | 糞便状態

A ブリストルスケール（BSFS/BS スコア）

ブリストルスケール（Bristol stool from scale：BSFS または BS スコア）は大便の形状と硬さで 7 段階に分類する指標であり，便秘や下痢のアセスメントのひとつとして使用されている．各スコアの特徴は **図4** のとおりである．

一般的に，BS スコア 1〜2 は便秘の便，3〜5 が正常の便，6〜7 が下痢の便と区分される．便秘や下痢の場合，BS スコアが 3〜5 に近づくほど，それぞれの症状が改善されたとみなされる．

スコア	タイプ	形状 / 性状
1	コロコロ便	木の実状の硬便（兎糞便），排便困難
2	硬い便	小塊が融合したソーセージ（バナナ）状の硬便
3	やや硬い便	表面にひび割れがあるソーセージ（バナナ）状便
4	普通便	表面が滑らかで軟らかいソーセージ（バナナ）状便（普通便）
5	やや軟らかい便	小塊の辺縁が鋭く切れた（半固形状の）軟便，排便容易
6	泥状便	不定形で境界がはっきりしない不定形の便
7	水様便	固形物を含まない液体状の便

図4 ブリストルスケール

解説

3 │ 日常生活活動（ADL）

　日常生活活動度（activities of daily living：ADL）は生活に必要な活動能力を指し，手段的 ADL（買い物，食事の準備，服薬管理，金銭管理，交通機関を使っての外出など）と基本的 ADL（移動，階段昇降，入浴，トイレの使用，食事，着衣・排泄など）に分類される．糖尿病患者は手段的 ADL が 1.65 倍，基本的 ADL が 1.82 倍低下しやすい傾向がある．

A　手段的 ADL の評価

　Lawton の尺度，老研式活動能力指標，DASC-21 の一部の質問などで行うことができる．ここでは Lawton の尺度を紹介する．

▶ Lawton の尺度

　Lawton の尺度は，電話の使用，買い物，食事の準備，家事，洗濯，交通機関の利用，服薬管理，金銭管理の各項目について「できる：1 点」「できない：0 点」で採点し，0〜8 点で評価する．点数が高いほど自立度が高く，介護が必要な領域を具体的に把握できるのが特徴である．詳細は，日本老年医学会のウェブサイト（https://www.jpn-geriat-soc.or.jp/tool/tool_03.html）を参考にされたい．

基本的 ADL の評価

バーセルインデックス（Barthel index），カッツインデックス（Katz Index），DASC-21 の一部の質問などで行うことができる．ここではバーセルインデックスを紹介する．

▶ バーセルインデックス

バーセルインデックス（表1）は，リハビリテーション領域や高齢者ケアで利用される ADL の自立度を評価するツールのひとつである．このインデックスは，食事，移乗，整容，トイレ動作，入浴，歩行，階段昇降，着替え，排便コントロール，排尿コントロールの 10 項目から構成されており，自立度合いに応じてそれぞれを 15 点，10 点，5 点，0 点で評価する．採点の合計は 100 点である．満点の 100 点で全自立，85 点以下で介助を必要とするが程度が少ない，60 点以下だと起居動作に介助が必要，40 点以下はほとんどの動作に介助が必要，20 点以下で全介助が必要という基準になっている．バーセルインデックスにおける 60 点は部分自立と介助の分岐点（カットオフ）といわれており，介護の内容を判断するうえでは大きな境目となっている．

薬学的観点からは，患者が日常生活において直面している困難を把握し，薬物治療がこれらの活動にどのように影響を与えるかを評価するうえで重要である．例えば，薬剤の副作用が患者の身体機能に影響を及ぼし，日常活動の自立度を低下させる可能性がある場合，バーセルインデックスはその変化を捉え，適切な介入を行うための重要な指標となる．

表1 バーセルインデックス

項目	点数	判定基準	得点
食事	10点	自立，自助具などの装着可，標準時間内に食べ終える	
	5点	部分介助（例えば，おかずを切って細かくしてもらう）	
	0点	全介助	／10点
車椅子からベッドへの移動（移乗）	15点	自立，ブレーキ，フットレストの操作も含む（非行自立も含む）	
	10点	軽度の部分介助または監視を要する	
	5点	座ることは可能であるがほぼ全介助	
	0点	全介助または不可能	／15点
整容	5点	自立（洗面，整髪，歯磨き，ひげ剃り）	
	0点	部分介助または不可能	／5点
トイレ動作	10点	自立（衣服の操作，後始末を含む，ポータブル便器などを使用している場合はその洗浄も含む）	
	5点	部分介助，体を支える，衣服，後始末に介助を要する	
	0点	全介助または不可能	／10点
入浴	5点	自立	
	0点	部分介助または不可能	／5点
歩行	15点	45m以上の歩行，補装具（車椅子，歩行器は除く）の使用の有無は問わず	
	10点	45m以上の介助歩行，歩行器の使用を含む	
	5点	歩行不能の場合，車椅子にて45m以上の操作可能	
	0点	上記以外	／15点
階段昇降	10点	自立，手すりなどの使用の有無は問わない	
	5点	介助または監視を要する	
	0点	不能	／10点
着替え	10点	自立，靴，ファスナー，装具の着脱を含む	
	5点	部分介助，標準的な時間内，半分以上は自分で行える	
	0点	上記以外	／10点
排便コントロール	10点	失禁なし，浣腸，坐薬の取り扱いも可能	
	5点	時に失禁あり，浣腸，坐薬の取り扱いに介助を要する者も含む	
	0点	上記以外	／10点
排尿コントロール	10点	失禁なし，収尿器の取り扱いも可能	
	5点	時に失禁あり，収尿器の取り扱いに介助を要する者も含む	
	0点	上記以外	／10点

合計得点（　　　／100点）

解説

4 ┣ 脳神経

Ⓐ ミニメンタルステート検査（MMSE）

　ミニメンタルステート検査（Mini-Mental State Examination：MMSE）は，認知機能低下を評価する国際的な神経心理検査のひとつである（**表2**）．実臨床では，認知症や高次脳機能障害が疑われるときに，認知機能を評価する目的でMMSEが実施されている．MMSEは，日時の見当識，場所の見当識，3単語の即時再生と遅延再生，計算，物の呼称，文章復唱，3段階の口頭命令，読字（書字命令），文章書字，図形の描画の計11項目から構成される30点満点の認知機能検査である．所要時間は約10分である．

【評価基準】

28点以上：認知機能に問題がない状態．

27点以下：軽度認知障害が疑われる．専門医を受診したほうがよい．

23点以下：認知症疑い．早期に専門医を受診する必要がある．

表2 ミニメンタルステート検査（MMSE）

	質問	評価	注意点
項目1 日時の見当識	①今日は何年ですか？ ②今の季節は何ですか？ ③今日は何曜日ですか？ ④今日は何月ですか？ ⑤今日は何日ですか？	各1点，計5点	年は西暦と年号のどちらでも正解とみなす．季節は梅雨や初冬でも正解とする．カレンダーのない場所で質問する．
項目2 場所の見当識	①ここは何県ですか？ ②ここは何市ですか？ ③ここは何病院ですか？ ④ここは何階ですか？ ⑤ここは何地方ですか？	各1点，計5点	正しい病院名を言えなくても場所さえわかれば正解とする．
項目3 聴覚言語記銘	これから言う3つの言葉（桜，猫，電車など）を言ってみてください．あとでまた聞きますのでよく覚えておいてください．	各1点，計3点	あとで3つの言葉を必ず聞くことを伝える．3つの言葉は無関係のものを使用する．3つの言葉すべてを言えるまで最大6回まで繰り返す．
項目4 計算	100から7を順番に引いてください（引き算を5回まで行う）．あるいは，「フジノヤマ」を逆唱させる．	計算を1回正解するたびに1点，計5点 逆唱は正解文字数1つにつき1点，計5点	最初の93で失敗したら，その時点で終了．「93から7を引くと」などのヒントは不可．
項目5 遅延再生	先ほど覚えてもらった言葉をもう一度言ってみてください（項目3の桜，猫，電車）．	各1点，計3点	植物，動物，乗り物などのヒントを与えてもよい．すぐすべての項目のヒントを与えない．
項目6 物の呼称	これから2つの品物（時計，ペンなど）を見せます．それが何か言ってください．	各1点，計2点	物品の正式名称ではなく通称でも正解とする．
項目7 復唱	私がこれから言う文章を繰り返してください．「みんなで，力を合わせて綱を引きます」．	「みんなで，力を合わせて綱を引きます」と答えたら1点	二度言いは禁止．評価は一度限り．
項目8 3段階命令	指示① 右手にこの紙を持ってください． 指示② それを半分に折りたたんでください． 指示③ 机の上に置いてください．	指示ごとに作業できれば1点ずつ加算して計3点	3つの指示を出して実行できるか判断．
項目9 読字	次の文章を読んでその指示に従ってください．「眼を閉じなさい」	実行できたら1点	―
項目10 書字	何か文章を書いてください．	どのような文章でも書けたら1点	―
項目11 図形の描画	次の図形を書いてください．	重なり合う五角形の図形を正確に書き写せたら1点	

B 改訂長谷川式簡易知能評価スケール（HDS-R）

改訂長谷川式簡易知能評価スケール（Revised version of Hasegawa's Dementia Scale：HDS-R，長谷川式）は，認知症の早期発見や進行度合いを評価するためのスクリーニングテストのひとつである（表3）．1974年に日本の精神科医である長谷川和夫によって長谷川式認知症スケールが開発され，1991年に改訂長谷川式簡易知能評価スケール（HDS-R）として現在の評価項目に改訂された．

HDS-Rの評価項目は，記憶，計算能力，言語理解，空間認知，判断力，思考力，認識力などで，所要時間は約10分である．30点満点中の点数で，認知症の程度を5段階に分類する．20点以下では認知症疑いと判断される．

▶ MMSE と HDS-R の違い

認知症の評価で世界的に有名なのはMMSEであるが，HDS-Rとの違いを知ることは重要である．まず，MMSEを実施するには自力で文字を書く必要があるが，IIDS-Rは会話だけで実施可能である．また，MMSEは言語機能や空間認知機能を必要とする項目がある．これらの認知機能の低下は，主に血管性認知症などで現れやすい．一方，HDS-Rは記憶力を中心とした質問形式で構成されているため，HDS-Rの点数が低い場合はアルツハイマー型認知症の可能性を疑う．

表3 改訂長谷川式簡易知能評価スケール（HDS-R）

	質問	評価	注意点
項目1 年齢	お歳はいくつですか？	年齢を答えられたら正解で1点	2年までの誤差は正解とする．生年月日を言えても，年齢を言えなければ不正解とする
項目2 日付の見当識	①今日は何年ですか？ ②今日は何月ですか？ ③今日は何日ですか？ ④今日は何曜日ですか？	各1点，計4点	質問はどの順番でもよい．カレンダーのない場所で質問する．
項目3 場所の見当識	私たちがいるところはどこですか？	完全に正解で2点，家ですか？病院ですか？施設ですか？などのヒントで正解は1点	正しい病院名を言えなくても場所さえわかれば正解とする．ヒントは「デイサービスですか？」などに変更してもよい．
項目4 即時記憶	これから言う3つの言葉（桜，猫，電車など）を言ってみてください．あとでまた聞きますのでよく覚えておいてください．	各1点，計3点	あとで3つの言葉を聞くことを必ず伝える．3つの言葉は無関係のものを使用する．
項目5 計算	①100から7を順番に引いてください． ②（質問1を93と正解したら）それからまた7を引いてください．	各1点，計2点	最初の93で失敗したら，その時点で終了．「93から7を引くと」などのヒントは不可．
項目6 逆唱	①私がこれから言う数字を逆から言ってください．「6-8-2」． ②私がこれから言う数字を逆から言ってください．「3-5-2-9」．	各1点，計2点	数字はゆっくりと質問する．最初の3桁で失敗したら，その時点で終了．1-2-3を反対から言うなどの練習をしてもよい．
項目7 遅延再生	先ほど覚えてもらった言葉をもう一度言ってみてください（項目4の桜，猫，電車）	自発的に回答があれば各2点，もし回答がない場合，右記のヒントを与え正解であれば1点，計6点	植物，動物，乗り物などのヒントを与えてもよい．すぐすべての項目のヒントを与えない．
項目8 視覚記憶	これから5つの品物（時計，鍵，たばこ，ペン，硬貨など）を見せます．それを隠しますので何があったか言ってください．	各1点，計5点	5つの物品は無関係なものを準備する．物品の名前を1つずつ言いながら目の前に置く．5つ並べ終わった際に1つずつ名前を理解しているか確認する．最後の1つが出なくても，本人に思い出してもらうように少し待つ．
項目9 語想起・流暢性	知っている野菜の名前をできるだけ多く言ってください．	0~5個以内0点，6個1点，7個2点，8個3点，9個4点，10個5点	約10秒待っても返答がなければそこで打ち切る．同じ野菜の名前が重複しても中止せずに記載して，後で重複した物を減点する．

（加藤伸司ほか：改訂長谷川式簡易知能評価スケール（HDS-R）の作成．老年精神医学雑誌，2：1339-1347，1991.）

脳卒中評価スケール（NIHSS）

　脳卒中評価スケール（National Institutes of Health Stroke Scale：NIHSS）は，脳梗塞，脳出血，クモ膜下出血など脳卒中の神経学的重症度を評価する国際的に標準化されたスケールである（表4）．判定表には，意識水準，意識障害（質問と従命），注視，視野，顔面麻痺，両上下肢運動，運動失調，感覚，発語，構音障害，消去現象と注意障害に関するチェック項目が記載されている．

　1a から順に評価を行い，ヒントを与えるなど患者を誘導しないようにする．評価は一度で行い，繰り返した場合や答えを言い直した場合でも修正しない．すべての評価の点数を合算したとき，0点が正常（最大42点）である．点数が増えるほど神経学的重症度が高くなる．

表4 脳卒中評価スケール（NIHSS）

1a．意識水準	□0：完全覚醒 □1：簡単な刺激で覚醒 □2：繰り返し刺激，強い刺激で覚醒 □3：完全に無反応
1b．意識障害―質問 （今月の月名および年齢）	□0：両方正解 □1：片方正解 □2：両方不正解
1c．意識障害―従命 （開閉眼）	□0：両方可能 □1：片方可能 □2：両方不可能
2．注視	□0：正常 □1：部分的注視麻痺 □2：完全注視麻痺
3．視野	□0：視野欠損なし □1：部分的半盲 □2：完全半盲 □3：両側性半盲
4．顔面麻痺	□0：正常 □1：軽度の麻痺 □2：部分的麻痺 □3：完全麻痺

表4 脳卒中評価スケール（NIHSS，続き）

5. 上肢の運動（右） ＊仰臥位のときは45度右上肢 □9：切断，関節癒合	□0：90度＊を10秒保持（下垂なし） □1：90度＊を保持できるが，10秒以内に下垂 □2：90度＊の挙上または保持ができない □3：重力に抗して動かない □4：全く動きがみられない
5. 上肢の運動（左） ＊仰臥位のときは45度左上肢 □9：切断，関節癒合	□0：90度＊を10秒間保持できる（下垂なし） □1：90度＊を保持できるが，10秒以内に下垂 □2：90度＊の挙上または保持ができない □3：重力に抗して動かない □4：全く動きがみられない
6. 上肢の運動（右） □9：切断，関節癒合	□0：30度を5秒間保持できる（下垂なし） □1：30度を保持できるが，5秒以内に下垂 □2：重力に抗して動きがみられる □3：重力に抗して動かない □4：全く動きがみられない
6. 上肢の運動（左） □9：切断，関節癒合	□0：30度を5秒間保持できる（下垂なし） □1：30度を保持できるが，5秒以内に下垂 □2：重力に抗して動きがみられる □3：重力に抗して動かない □4：全く動きがみられない
7. 運動失調 □9：切断，関節癒合	□0：なし □1：1肢 □2：2肢
8. 感覚	□0：障害なし □1：軽度〜中等度 □2：重度〜完全
9. 言語	□0：失語なし □1：軽度〜中等度 □2：重度の失語 □3：無言，全失語
10. 構音障害 □9：挿管または身体的障壁	□0：正常 □1：軽度〜中等度 □2：重度
11. 消去現象と注意障害	□0：異常なし □1：視覚，触覚，聴覚，視空間，または自己身体に対する不注意，あるいは1つの感覚様式で2点同時刺激に対する消去現象 □2：重度の半側不注意あるいは2つ以上の感覚様式に対する半側不注意

上下肢の切断・関節癒合や挿管または身体的による構音障害の場合は9点を与えるが，点数には加算しない．

D 薬原性錐体外路症状評価尺度（DIEPSS）

　薬原性錐体外路症状評価尺度（Drug-Induced Extrapyramidal Symptoms Scale：DIEPSS）は，抗精神病薬の副作用として発現する錐体外路症状を評価するためのスケールである．この評価尺度は，精神科患者にみられる錐体外路症状を詳細に評価するために使用されている．DIEPSS は 9 つの評価項目から構成されている（表5）．点数が高いほど重度である．

　DIEPSS は，抗精神病薬の副作用として発現する錐体外路症状を早期に発見し，適切な対策を講じるために行われる．また，精神科患者の治療の質の向上に寄与でき，医療従事者が統一された基準で症状を評価し，治療方針をサポートできる．

表5 薬原性錐体外路症状評価尺度（DIEPSS）

項目1 歩行（gait）	小刻みな遅い歩き方，速度の低下，歩幅の減少，上肢の振れの減少，前屈姿勢や前方突進現象の程度を評価する．
項目2 動作緩慢（bradykinesia）	動作が遅く乏しいこと，動作の開始または終了の遅延または困難，顔面の表情変化の乏しさ（仮面様顔貌）や単調で緩徐な話し方の程度を評価する．
項目3 流涎（sialorrhea）	唾液分泌過多の程度を評価する．
項目4 筋強剛（muscle rigidity）	上肢の屈伸に対する抵抗，歯車現象，ろう屈現象，鉛管様強剛や手首の曲がり具合の程度を評価する．
項目5 振戦（tremor）	口部，手指，四肢，躯幹に認められる反復的，規則的でリズミカルな運動を評価する．
項目6 アカシジア（akathisia）	静座不能に対する自覚的な内的不穏症状と，それに関連した運動亢進症状（身体の揺り動かし，足踏み，足の組み換え，うろうろ歩きなど）を評価する．
項目7 ジストニア（dystonia）	筋緊張の異常な亢進によって引き起こされる症状（舌，頸部，四肢，躯幹などの筋肉の捻転やつっぱり，持続的な異常ポジション）を評価する．
項目8 ジスキネジア（dyskinesia）	運動の異常に亢進した状態（顔面，口部，舌，顎，四肢，躯幹にみられる他覚的に無目的で不規則な不随意運動）を評価する．
項目9 概括重症度（overall severity）	錐体外路症状全体の重症度を評価する．

0：なし，正常　1：ごく軽度，不確実　2：軽度　3：中等度　4：重度の5段階で評価する．

 解説

5 ┤ 泌尿器系

A 過活動膀胱症状スコア（OABSS）

　過活動膀胱症状スコア（Overactive Bladder Symptom Score：OABSS）は，過活動膀胱（overactive bladder：OAB）の診断および重症度の評価に用いられる質問票である（**表6**）．OABSS は，日中頻尿（朝起きてから寝るまでの排尿回数），夜間頻尿（夜寝てから朝起きるまでの排尿回数），尿意切迫感（急に排尿したくなり，我慢が難しいこと），切迫性尿失禁（尿意切迫感があり，我慢できずに尿をもらすこと）の4つの主要な症状で評価する．各質問に対して，頻度に応じた点数が割り当てられている．

　OABSS の尿意切迫感スコアが2点以上，かつ合計スコアが3点以上の場合に OAB と診断し，合計スコアが5点以下を軽症，6～11点を中等症，12点以上を重症と判断する．OABSS は患者の自覚症状を客観的に評価するためのツールであり，治療効果をモニタリングする際に役立つ．

　薬学的視点からは，治療薬である抗コリン薬（プロピベリン塩酸塩，ソリフェナシン，トルテロジンなど）や選択的 β_3 アドレナリン受容体作動薬（ミラベグロン，ビベグロンなど）などを服用している患者に対して活用してもよいだろう．

表6 過活動膀胱症状スコア（OABSS）

以下の症状がどれくらいの頻度でありましたか. この1週間あなたの状態に最も近いものを, 1つだけ選んで, 点数の数字を〇で囲んでください.

質問	症状	点数	頻度
1	朝起きてから寝るときまでに, 何回くらい尿をしましたか	0	7回以下
		1	8〜14回
		2	15回以上
2	夜寝てから朝起きるまでに, 何回くらい尿をするために起きましたか	0	0回
		1	1回
		2	2回
		3	3回以上
3	急に尿がしたくなり, 我慢が難しいことがありましたか	0	なし
		1	週に1回より少ない
		2	週に1回以上
		3	1日1回くらい
		4	1日2〜4回
		5	1日5回以上
4	急に尿がしたくなり, 我慢できずに尿を漏らすことがありましたか？	0	なし
		1	週に1回より少ない
		2	週に1回以上
		3	1日1回くらい
		4	1日2〜4回
		5	1日5回以上
	合計点数		点

過活動膀胱の診断基準　　尿意切迫感スコア（質問3）が2点以上かつOABSS合計スコアが3点以上
過活動膀胱の重症度判定　OABSS合計スコア
　　　　　　　　　　　軽症：　5点以下
　　　　　　　　　　　中等症：6〜11点
　　　　　　　　　　　重症：　12点以上

（日本排尿機能学会 過活動膀胱診療ガイドライン作成委員会 編：過活動膀胱診療ガイドライン 第2版, p.105, リッチヒルメディカル, 2015. © 日本排尿機能学会）

B 国際前立腺症状スコア（IPSS）と QOL スコア

　国際前立腺症状スコア（International Prostate Symptom Score：IPSS）は，前立腺肥大症や前立腺がんに関連する下部尿路症状を評価するための質問票である（表7）．IPSS は，残尿感，頻尿，尿線途絶，尿意切迫感，尿勢低下，腹圧排尿，夜間排尿回数の 7 つの主要な症状で評価する．

　評価基準は，合計点数が 0〜7 点が軽度（症状がほとんどないか，軽度の症状），8〜19 点が中等度（中程度の症状を示し，日常生活に影響を及ぼす可能性あり），20〜35 点が重度（重度の症状を示し，生活の質に大きな影響を与える可能性あり）となる．

　合計点により，症状の重症度を判定し，治療方針の決定や効果の評価に役立てる．IPSS は症状の重症度を客観的に評価できるが，患者の QOL や主観的な苦痛を十分に反映しない．QOL スコアなど他の評価手法と併用することが一般的である．

　QOL スコアは，前立腺肥大症や下部尿路症状の影響を受ける患者の QOL を評価するための質問票である（表7）．QOL スコアの質問は，尿の状態がこのまま続いた場合の感情や生活の質に対する影響についてである．感じ方により，0〜6 段階で評価し，0〜1 点は軽症，2〜4 点は中等症，5〜6 点は重症と判断する．

　QOL スコアは，患者の主観的な感情や QOL に対する影響を評価するための重要なツールである．

　IPSS と QOL スコアは，前立腺肥大症や下部尿路症状の診断，治療効果の評価，患者教育，治療方針の決定，副作用の管理において非常に有用なツールである．薬剤師としては，治療薬である α_1 受容体遮断薬（タムスロシン，シロドシン，ナフトピジルなど），5α 還元酵素阻害薬（デュタステリド）や PDE-5 阻害薬（タダラフィル）などを服用している患者に対して活用してもよいだろう．

表7 国際前立腺症状スコア（IPSS）とQOLスコア

症状	全くない	5回に1回の割合より少ない	2回に1回の割合より少ない	2回に1回の割合くらい	2回に1回の割合より多い	ほとんどいつも
この1か月の間に，尿をしたあとにまだ尿が残っている感じがありましたか	0	1	2	3	4	5
この1か月の間に，尿をしてから2時間以内にもう一度しなくてはならないことがありましたか	0	1	2	3	4	5
この1か月の間に，尿をしている間に尿が何度も途切れることがありましたか	0	1	2	3	4	5
この1か月の間に，尿を我慢するのが難しいことがありましたか	0	1	2	3	4	5
この1か月の間に，尿の勢いが弱いことがありましたか	0	1	2	3	4	5
この1か月の間に，尿をしはじめるためにお腹に力を入れることがありましたか	0	1	2	3	4	5
	0回	**1回**	**2回**	**3回**	**4回**	**5回**
夜寝てから朝起きるまでに，何回尿をするために起きましたか	0	1	2	3	4	5

IPSS＿＿＿点

	とても満足	満足	ほぼ満足	なんともいえない	やや不満	いやだ	とてもいやだ
現在の尿の状態がこのまま変わらずに続くとしたら，どう思いますか	0	1	2	3	4	5	6

QOLスコア＿＿＿点

IPSS重症度：軽症（0〜7点），中等症（8〜19点），重症（20〜35点）
QOL重症度：軽症（0，1点），中等症（2，3，4点），重症（5，6点）

（日本泌尿器学会 前立腺肥大症ガイドライン作成委員会：前立腺肥大症ガイドライン，p.33，リッチヒルメディカル，2011.
© 日本泌尿器学会）

1 ｜ 救命救急の技術

　心臓や呼吸が止まった人の命を救うためには，その現場に居合わせた人（バイスタンダー）により119番通報，応急手当，適切な胸骨圧迫による心肺蘇生，除細動が迅速に行われ，その後の救急チームによる救急処置，そして医師らによる医療処置へとつなげることが大切である．命を救うためのこのつながりは，救命の連鎖と呼ばれる．

　救命の連鎖は，①心停止の予防，②早期認識と通報，③一次救命処置，④二次救命処置と集中治療の4つの輪で構成され，これらがすばやくつながると救命効果が高まる．

　救命の連鎖のスタートは，その現場に居合わせた人である．人間は心臓が停止してから約3分間，脳に酸素が届かないと約50％の確率で助からないといわれている（**図1**）．現在のわが国では，救急車が現場に到着するまでの全国平均時間が10.3分間となっている[1]．自分がその場に居合わせた場合，救急車が到着するまでの数分間，何を行わなければならないのかを明確に認識しておかなければならない．そこで，医療人である薬剤師もバイタルサインの確認やフィジカルアセスメントの技術と同様に，救命救急についても習得しておく必要がある．

　2004年7月から，一般市民によるAEDの使用が認められている．薬局に勤務する薬剤師は，一般市民に比べて現場に居合わせる確率が高い．薬局内あるいは在宅で患者の容態が目の前で急変したら，どのように対応するだ

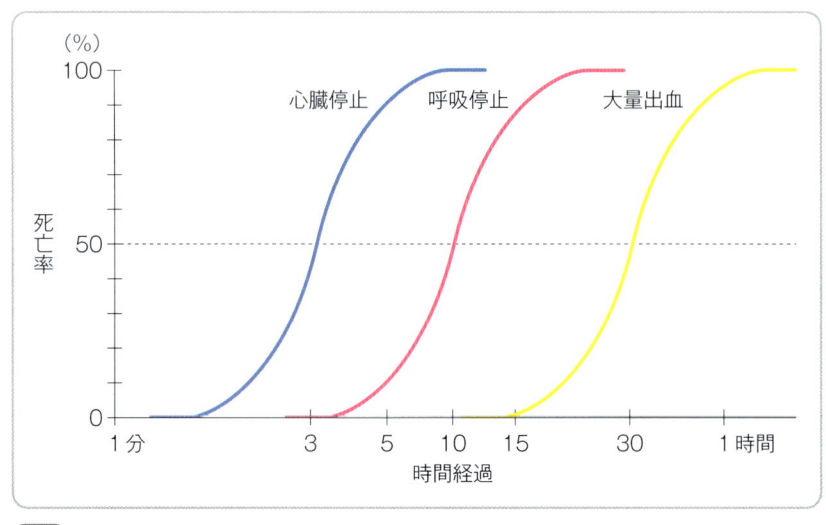

図1 カーラーの救命曲線

ろうか．本章では，薬剤師として知っておきたい一次救命処置法（BLS）と
その後の二次救命処置法（ALS）について解説する．

文献

1) 総務省消防庁：令和 5 年版 救急・救助の現況. p.38, 2024.

2 │ 一次救命救急

　一次救命救急（basic life support：BLS）は，心肺蘇生（cardiopulmonary resuscitation：CPR）と自動体外式除細動器（automated external defibrillator：AED）の使用からなる．一般市民でも可能な救命処置であるが，エビデンスの構築とともに推奨される方法が変わるため，定期的にガイドラインを確認し情報をアップデートされたい．

A 心肺蘇生（CPR）

　CPRとは，心肺停止となった人を救命するために行う呼吸および血液循環の補助の方法を指し，① 意識の確認，② 胸骨圧迫（心臓マッサージ），③ 気道確保，④ 人工呼吸の流れで行う．ただし，気道確保および人工呼吸は，その技術と意思がある場合に限る．よって，市民救助者は，手を使用したCPRのみ（ハンズオンリーCPR）でもかまわない．

　CPRは，主にA（Airway，気道），B（Breathing，呼吸），C（Circulation，循環）の3つからなる．これらの順番はCABと覚える．

　図2に，成人の市民用BLSアルゴリズムを示す．

▶ 意識の確認と救急通報
① 周囲の安全を確認する．
② 傷病者の肩を叩きながら「大丈夫ですか」と大声で呼びかけ，反応がなければ「反応なし」とみなす．
③ 周囲に助けを求め，「あなたは119番に通報してください」「あなたはAEDを持ってきてください」と役割を明確にして依頼をする．
④ 傷病者に触れることなく，10秒以内で胸と腹の動きを見て呼吸状態を確認する．意識がない状態で喘ぐように口がパクパクする呼吸停止直前の下顎呼吸（死戦期呼吸）がみられたら，呼吸なしと判断する．

▶ 胸骨圧迫（心臓マッサージ）
① 傷病者を固い床面の上に仰向けに寝かせる．
② 傷病者の片側の胸のあたりに膝をつく．
③ 傷病者の乳頭間線に手の手掌基部を置き，もう一方の手を重ねる．
④ 両肘をのばし，脊柱に向かって垂直に体重をかけて強く（約5cm）圧迫する（**図3**）．

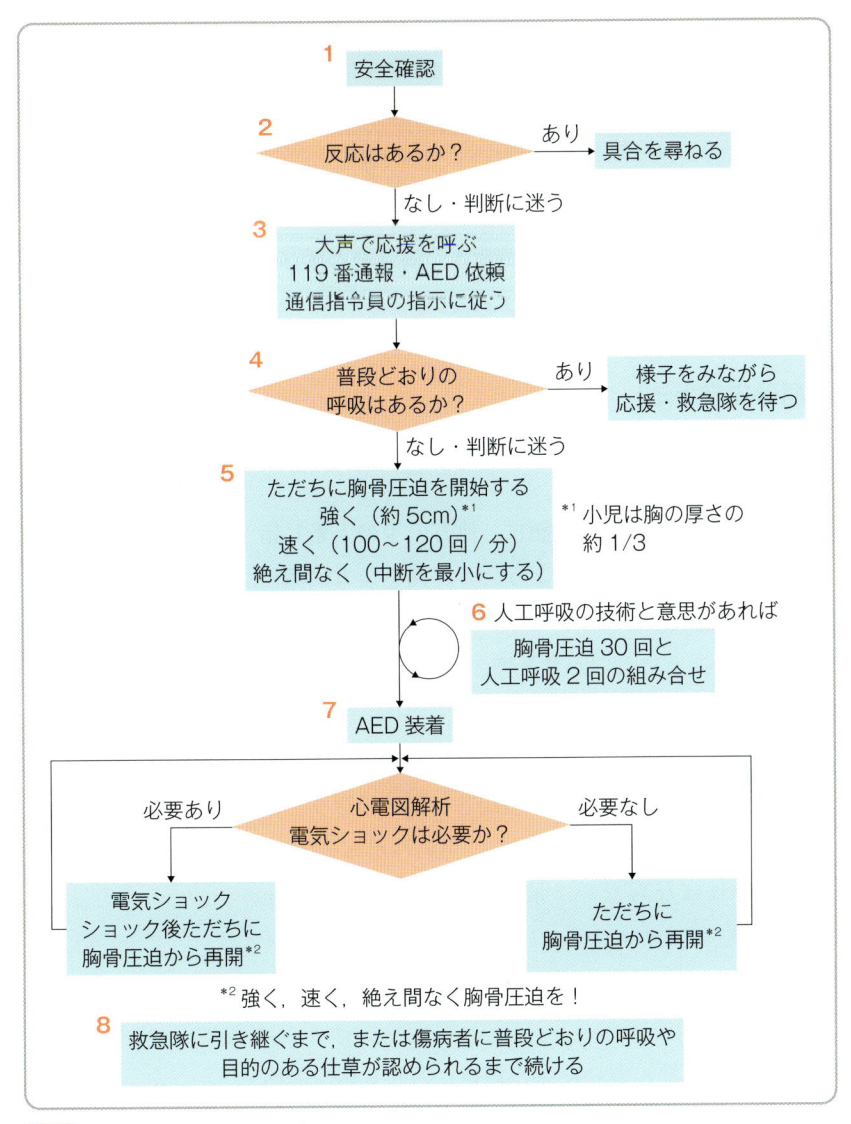

図2 市民用 BLS アルゴリズム

（一般社団法人 日本蘇生協議会 監：JRC 蘇生ガイドライン 2020．p.20，医学書院，2021 より転載）

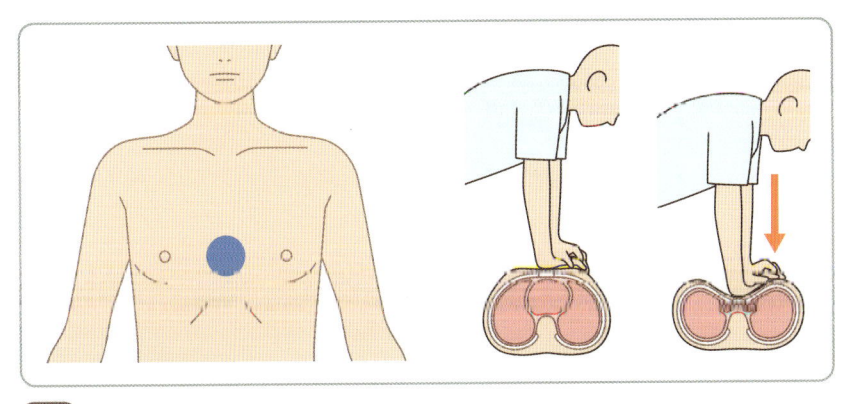

図3 成人の場合の胸骨圧迫

⑤ 毎回の胸骨圧迫のあとで胸壁が完全に元の位置に戻るように圧迫を解除する.

⑥ 胸骨圧迫は，少なくとも 100〜120 回／分の速さで行う.

⑦ 可能な限り中断せずに行う.

⑧ ほかに手伝ってくれる人がいる場合は，1〜2 分を目安に役割を交代する.

　小児では，胸の厚さの約 1/3 が沈み込む程度に圧迫する．傷病者の体が小さくて両手では強すぎる場合は，片手で行ってもかまわない.

▶ 気道の確保（頭部後屈顎先挙上法）

気道の確保はその技術と意思がある場合に限って行う.

① 救助者は，肘をついて，一方の手を傷病者の額に，他方の手の人差し指と中指を下顎の先にあて，下顎を押し上げるようにして頭を後方に傾ける（頭部後屈顎先挙上法，図4）.

② 額に当てた手で，頭が動かないようにしっかりと押さえる.

▶ 人工呼吸

　気道の確保と同様に，人工呼吸の技術と意思がある場合に限って行う．なお，口対口の人工呼吸の場合は，唾液または血液に触れる可能性があるため，感染予防に十分気をつけなければならない．米国心臓協会（American Heart Association：AHA）では，フェイスシールド，フェイスマスク，バッグマスクなどの感染防護具の使用を推奨している.

① 救助者は，気道を確保したまま，額に置いた手の親指と人差し指で傷病者の鼻をつまむ.

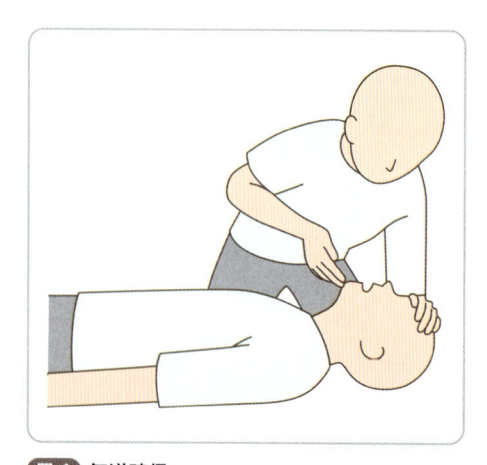

図4 気道確保

② 1 秒かけて傷病者の胸が軽く膨らむ程度に息を吹き込む.

③ 1 回吹き込んだあと，傷病者の胸が軽く膨らまなかった場合，2 回目の吹き込みをする前に，もう一度，頭部後屈顎先挙上法により気道確保を行う.

④ 2 回息を吹き込んだあと，すぐに胸骨圧迫を始める.

⑤ AED が到着するまで胸骨圧迫 30 回と人工呼吸 2 回を 1 セットとし，繰り返す.

B 自動体外式除細動器（AED）

　AED は，心室が小刻みに震え，全身に血液を送ることができなくなる心室細動などの致死性の不整脈の状態を，電気ショックを与えることにより正常な状態に戻す医療器具である. AED は一般市民による使用も認められており，設置場所も増えてはきているが，依然として設置場所が周知されていないなど，問題点も多く存在する. また，AED はバッテリーやパッドの定期的な交換も必要であるため，メンテナンスにも注意しなければならない.

▶ AED の適応

　突然の心停止の最も一般的な波形は，心室細動（VF）である. VF の場合，心臓は小刻みに震えているだけで血液を送り出すことができていない（▶49）. この VF に対して，最も効果的な治療法が電気的除細動である. 電気的除細動の成功率は時間経過とともに急速に低下し，死に至るため，速やかな対応が必要である（▶50）.

　そこで，正常な拍動を回復させるには，ただちに心肺蘇生法と除細動が必要である. AED とは電気的除細動を自動で行う装置である. AED には電流が一方向に流れる単相性と，双方向に流れる二相性の 2 種類があり，従来は単相性で 360J の電気ショックを与えるタイプが多かったが，最近は二相性で 120〜200J の電気ショックを与えるタイプが主流になりつつある（小児の場合は 50J）. 電気ショックが適応であるかどうかは，救助者でなく AED が自動で判断するようになっている. AED が電気ショックの適応外と判断した状態では，ショックボタンを押しても作動しないようになっている.

　VF，脈の触れない心室頻拍（VT）は AED の適応であるが，心静止や脈の触れない電気活動（PEA）の場合，除細動は禁忌となっている（図5）.

▶ AED の操作手順

① AED の電源を入れる

（1）AED の携帯用ケースまたは上部を開ける.

（2）電源を入れる（自動的に電源が入る製品もある）.

動画 49
VF の波形を確認しよう.

動画 50
心静止の波形を確認しよう.

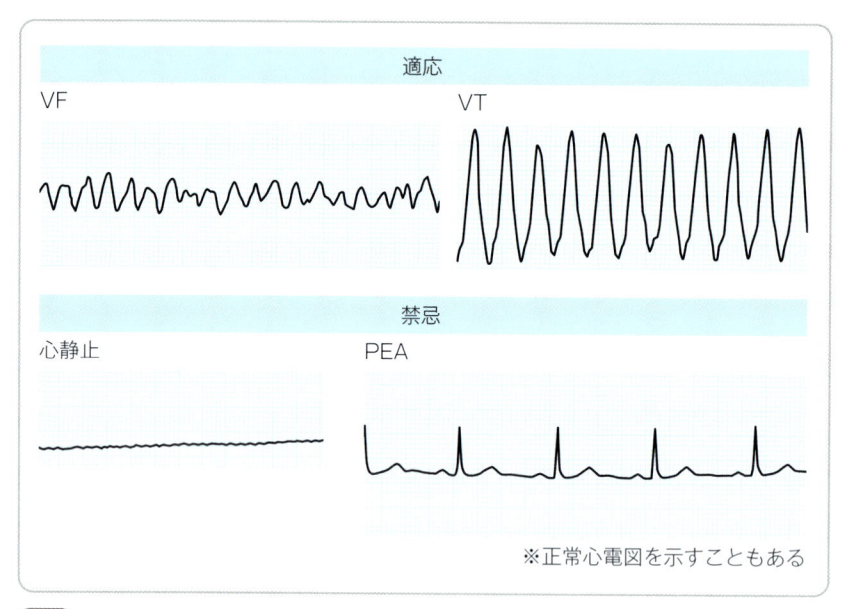

図5 心電図ごとにみる除細動の適応と禁忌

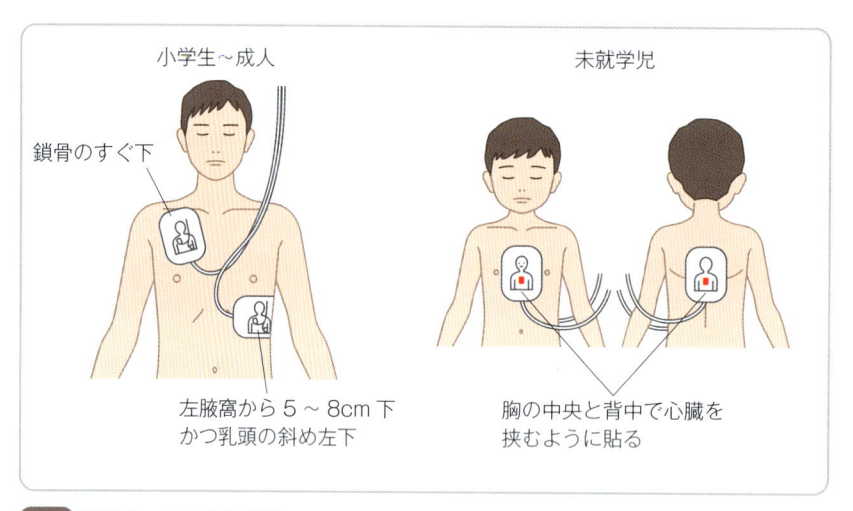

図6 電極パッドの貼付位置

② 傷病者の胸に電極パッドを貼る

(1) 年齢に応じて小学生～成人用 / 未就学児用のパッドまたはモードを選ぶ.

(2) 服や下着は脱がせるかずらすなどして，貼付部位を露出させる．その際，周囲から見えないよう配慮する.

(3) 傷病者の胸部が水や汗で濡れている場合には，手早く拭う．背中や床は濡れたままでも問題ない.

(4) 電極パッドを取り出し，粘着面のシールを剥がして貼る（**図6**）.
　※小中学生以上の傷病者の場合，電流が不足するので未就学児用パッドは使用できない．未就学児の傷病者の場合，未就学児用パッドや未

就学児用モードの切り替え機能がなければ小学生〜大人用パッドを使用する.

③ 接続ケーブルを AED ボックスに接続する

④ 傷病者から離れ，AED に心臓のリズムを解析させる

  (1) 電極パッドが貼付されると AED が自動的に感知し，「体から離れてください」などの音声メッセージとともに，心電図の解析が始まる（約 5〜15 秒）.

  (2) 解析中は常に傷病者から離れ，救助者であっても傷病者に触れないようにする.

⑤ AED から指示があったらショックボタンを押す

  (1) 電気ショックが必要な場合には，「ショックが必要です」などの音声メッセージとともに自動的に充電が開始される.

  (2) 電気ショックを与える前に傷病者から離れ，傷病者に触れている人がいないことを確認する.

⑥ 胸骨圧迫を速やかに開始する

  (1) ショック後，CPR を胸骨圧迫から速やかに開始する.

  (2) CPR を 2 分間行った後に，AED から④と⑤を繰り返すようにとの指示が出る.

⑦ 電気ショック不要の場合

ショック不要となった場合は，音声メッセージに従って，ただちに胸骨圧迫から CPR を再開する.「電気ショックが不要」は，決して CPR が不要であるという意味ではない.

▶ AED の操作手順において注意を払うべき状況

AED の操作手順において注意を払うべき状況には，以下の場合がある.

- **傷病者の胸が濡れている**：汗をかいていたり胸が濡れていたりすると電極パッドが貼り付かないだけでなく，電気が体表の水を伝わって流れ，AED の効果が十分に発揮されないため，胸を拭いてから電極パッドを貼り付ける.
- **貼付薬の使用**：電極パッドの貼付位置に貼付薬が貼られている場合には，これらを剝がす. さらに，肌に残った薬剤を拭き取ってから，電極パッドを貼り付ける. 貼付薬の上から貼り付けると，電気ショックの効果が弱まったり，やけどを起こしたりすることがある.
- **植込み型医療機器の使用**：心臓ペースメーカや着用型自動除細動器などを使用している傷病者では，胸に硬いこぶのような出っ張りがあるため，これを避けて電極パッドを貼り付ける.

オートショック AED

2021 年 7 月より，電気ショックが必要な場合にショックボタンを押さなくても自動的に電気が流れるオートショック AED が認可された．傷病者の胸部に電極パッドを貼付すると心電図が自動解析され，除細動の要否が判断される．除細動が必要と判断された場合には，患者から離れるよう音声ガイドが流れ，カウントダウンまたはブザーの後に除細動ショックが自動で実施される．一般的な AED と同様に音声メッセージに従って傷病者から離れる必要がある．今後，オートショック AED は普及すると考えられるため，一般的な AED との違いを理解しておく．なお，オートショック AED には，シンボルを表現したロゴマークが表示されている（**図7**）．

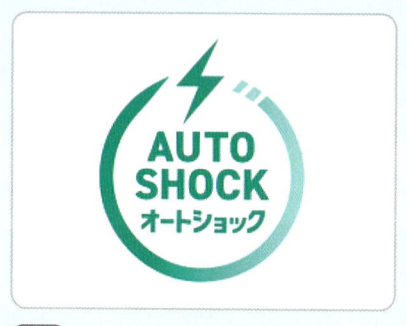

図7 オートショック AED のロゴマーク

C 乳児に対する一次救命処置

　乳児の場合，胸骨圧迫の場所が成人とは異なる．まず，両乳頭を結ぶ線の少し足側を目安とする胸骨の下半分を2本指で押す（**図8**）．乳児の頭を少し後屈させて（頭部後屈）顎先を持ち上げるという点は成人の場合と同じであるが，極端に頭を後屈させるとかえって空気の通り道を塞ぐことになるので注意する．頭部後屈ののち，救助者は大きく開いた口で乳児の口と鼻を一緒に覆い密着させる口対口鼻人工呼吸で胸が軽く上がる程度まで息を吹き込むようにする．

　AEDの使い方は未就学児の場合と同様である．電極パッドは未就学児用パッドを使用するが，ない場合には小学生〜大人用パッドを使用する．

memo

感染症流行期の BLS

　新型コロナウイルス感染症の流行期では，市民が行う BLS において日本救急医療財団より以下のような内容が基本的な考え方として示された．

- 胸骨圧迫のみの場合を含め，心肺蘇生はエアロゾルを発生させる可能性があるため，すべての心停止傷病者に感染の疑いがあるものとして対応する．
- 成人の心停止に対しては，人工呼吸を行わずに胸骨圧迫と AED による電気ショックを実施する．
- 子どもの心停止に対しては，講習を受けて人工呼吸の技術を身につけていて，人工呼吸を行う意思がある場合には，人工呼吸も実施する．

（一般財団法人 日本救急医療財団：新型コロナウイルス感染症の流行を踏まえた市民による救急蘇生法について（指針）．令和2年5月22日．より引用）

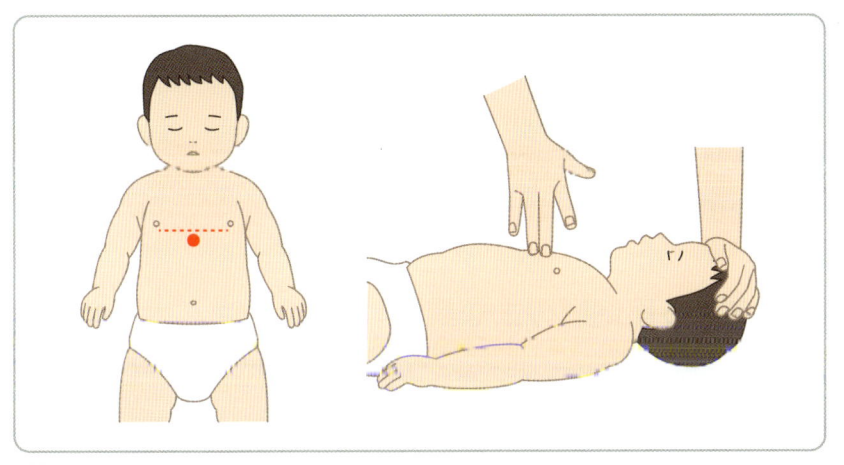

図8 乳児の場合の胸骨圧迫

解説

3 ┠ 二次救命救急

二次救命処置法（advanced life support：ALS）とは，一次救命処置を行った後の救急処置・医療処置を指す．昨今，救急専門・認定薬剤師制度が発足し，救急領域においても薬剤師の活躍が期待されている．ここでは，薬剤師として知っておくべきALSの知識を解説する．

A 成人の心停止アルゴリズム

心臓のリズムがショック適応かどうかで，対応が大きく2つに分かれる．

▶ ショック適応リズム（VF/ 無脈性 VT）の場合

- 除細動を実施し，直ちにCPRを再開する．その間，静脈路や骨髄路を確保する．
- 2分後もショック適応リズムの場合は2回目の除細動後からアドレナリン1 mgを投与し，その後アドレナリン投与を3〜5分ごとに繰り返す．ただし，ショック非適応リズムで自己心拍再開の徴候がない場合は，後述するPEA/ 心静止扱いとする．
- 3回目の除細動後からアミオダロンやリドカインなどの抗不整脈薬の投与を考慮する．
- 以下，ショック適応リズムの有無によって上記を繰り返す．

▶ ショック非適応リズム（PEA/ 心静止）の場合

- CPRを継続し，できるだけ早くアドレナリン1 mgを投与し，その後3〜5分ごとに繰り返す．その間，静脈路や骨髄路を確保し，気管チューブなどの高度な気道確保器具や呼気 CO_2 モニターの使用を考慮する．
- 2分後もショック非適応リズムの場合はCPRを継続する．ただし，ショック適応リズムとなった場合は，上記のVF/ 無脈性VT扱いとする．
- 以降，ショック適応リズムの有無によって上記を繰り返す．

B 二次救命救急における薬剤師の主な業務

ALSにおける薬剤師の業務は以下のとおりである．

まず，救急カート内の薬剤選定，在庫管理や期限管理などの医薬品管理を行う．次に，医師の指示に基づいて薬剤の準備，ミキシング，シリンジ充填

を行い，適切な投与経路や投与速度の提案も行う．また，薬物療法の提案，用法用量の確認，薬物相互作用のチェック，TDM の実施と投与量調整の提案などの薬物療法支援を担当する．さらに，医療スタッフへの薬剤情報の提供や，中毒症例における原因物質の推定と解毒薬の情報提供も行う．CPR時にはタイムキーパーや薬剤投与のタイミング管理，心臓マッサージの実施にも参加する．患者情報の収集と管理として，持参薬の確認と服薬歴の把握，アレルギー歴の確認，副作用モニタリングを行う．そして，多職種カンファレンスへの参加や処方設計支援を通じてチーム医療にも参画する．最後に，使用薬剤の記録や薬学的介入の内容の診療録への記載といった記録業務も担当する．

　これらの業務を通じて，薬剤師は ALS におけるチーム医療の一員として，安全で効果的な薬物療法の実施に貢献することが求められる．救急領域において薬剤師として何ができるのか，役割を知るためにも医療従事者向けのBLS または ALS のトレーニングコースへの参加もよいだろう．

memo

日本 ACLS 協会

　日本 ACLS 協会では，AHA の BLS プロバイダーコースと ACLS プロバイダーコースを開催している．BLS プロバイダーコース（約 6 時間）では，生命を脅かすおそれのある緊急事態を認識し，CPR を行い，AEDを使用し，タイムリーに窒息を解除する能力を取得できる．ACLS プロバイダーコース（約 16 時間）は，病院の内外を問わず患者の蘇生に携わるヘルスケアプロバイダーを対象にしたコースであり，ACLS コースを通じ，プロバイダーは心停止または他の心血管疾患の緊急事態に陥った成人傷病者を治療する技術を高めることができる．

　また，日本救急医学会では，医療従事者のための蘇生トレーニングコースを開催している．このコースは，緊急性の高い病態のうち，特に，「突然の心停止に対する最初の 10 分間の対応と適切なチーム蘇生」を習得することを目標としている．蘇生のために必要な技術や蘇生現場でのチーム医療を 1 日で身につけることができる．日本救急医学会では，一定の基準を満たしたコースに対してコース認定を行っており，コースのインストラクターなどの指導者を養成するためのワークショップ開催や指導者の学会認定も行っている．

解説

4 ┃ 気道異物除去

　気道異物除去とは，異物（食べ物など）で気道が完全に詰まって息ができなくなった状態（窒息）から，その原因となる異物を除去することをさす．窒息は，不慮の事故死のなかで最も割合が多い．

　窒息による死亡を減らすためには，まず窒息を予防することが重要である．食事中にむせたら，口の中の食べ物を吐き出させる．たいていの場合，異物が気道に入っても，咳ができる間は完全には詰まっておらず，強い咳により自力で排出できることもある．また，救助者は大声で助けを求めたうえで，できるだけ強く咳をするよう促す．

Ⓐ 気道異物による窒息

　窒息に気づくことが適切な対処の第一歩である．傷病者が苦しそうな様子や，顔色が悪い，声が出せない，息ができないなどの症状がある場合は窒息の可能性がある．このような状況では「喉が詰まったのですか？」と尋ね，声が出せずうなずくようであればただちに気道異物への対処を行う．窒息を起こした人は特徴的な仕草として，親指と人差し指で喉を掴む動作（**図9**）をすることがあるため，この仕草を見たら周囲の救助者は異物除去の手順を開始する必要がある．

▶ 反応がある場合

　傷病者が声を出せず強い咳もできない場合，救助者は大声で助けを呼び，119番通報を依頼する．その後，背部叩打法を試み，効果がなければ腹部突

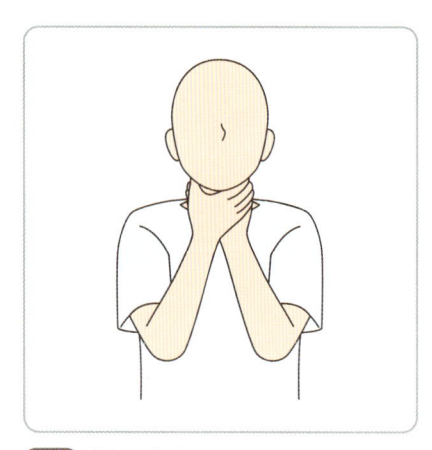

図9 窒息のサイン

き上げ法（ハイムリック法）を実施する．これらの処置は異物が除去される
か，傷病者の反応がなくなるまで続ける．救助者が1人の場合は，傷病者に
反応がある間は119番通報よりも異物除去を優先する．

- **背部叩打法**：立っている，または座っている傷病者の後方から手掌基部
  （手のひらの付け根）で左右の肩甲骨の中間あたりを数回以上力強く叩く
  （**図10**）．
- **腹部突き上げ法**：救助者が傷病者の後ろに回り，ウエスト付近に手を回す．
  一方の手で作った握りこぶしの親指側を傷病者の臍より少し上に当て，も
  う一方の手でその握りこぶしを握り，すばやく手前上方に向かって圧迫す
  るように突き上げる（**図11**）．傷病者が小児（乳児を除く）の場合は，
  救助者がひざまずくとウエスト付近に手を回しやすくなる．これを異物が
  除去できるか反応がなくなるまで繰り返す．

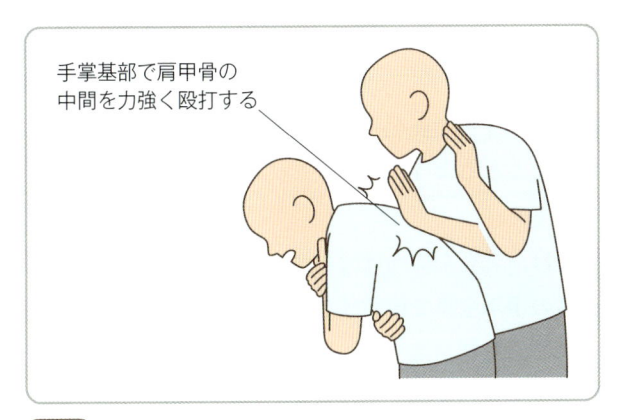

手掌基部で肩甲骨の
中間を力強く殴打する

図10 背部叩打法

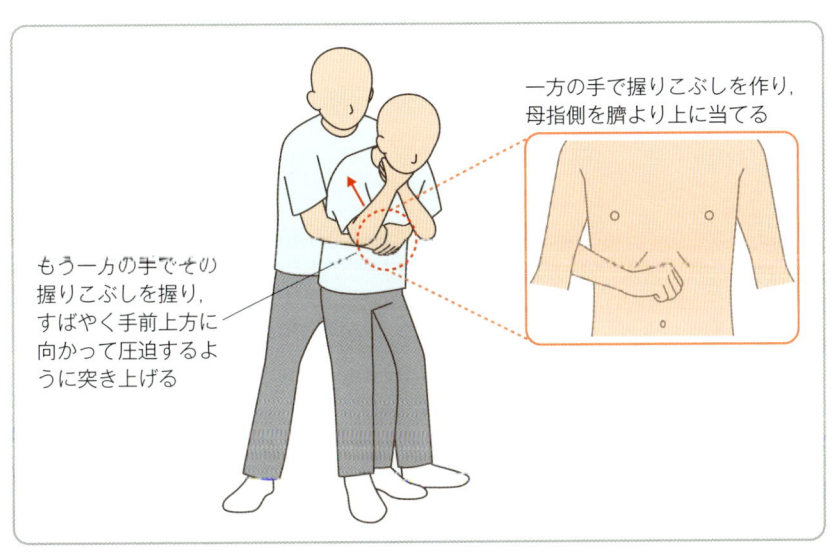

一方の手で握りこぶしを作り，
母指側を臍より上に当てる

もう一方の手でその
握りこぶしを握り，
すばやく手前上方に
向かって圧迫するよ
うに突き上げる

図11 腹部突き上げ法（ハイムリック法）

▶ 反応がなくなった場合

心停止に対する心肺蘇生（CRP）の手順を開始する．この段階でまだ通報していなければ119番通報を行い，AEDがあれば持ってくるよう付近にいる人に依頼する．胸骨圧迫によって異物が除去できることもあるため，CRPを継続しながら，異物が見えた場合はそれを取り除く．ただし，見えない場合にはむやみに口の中に指を入れて探ってはならず，また異物を探すために胸骨圧迫を長く中断しないよう注意する．

B 乳児に対する異物除去

乳児の気道異物除去は，成人や小児とは異なる特別な配慮が必要である．

▶ 反応がある場合

頭部を低くし，背部叩打法と胸部突き上げ法を交互に数回ずつ繰り返し，異物が除去されるか反応がなくなるまで継続する（**図12**）．乳児では腹部突き上げ法は行わない．

- **背部叩打法**：背部叩打法では，救助者は片手で乳児のあごを支え，その前腕に乳児の胸と腹を乗せる．頭部が低くなるようにうつ伏せにし，もう一方の手の手掌基部で背中を力強く叩く．
- **胸部突き上げ法**：胸部突き上げ法では，乳児を仰向けにし，頭部が低くなるよう片腕に背中を乗せる．救助者の手掌全体で後頭部を支え，もう一方の手の人差し指と中指を使用して両乳頭を結ぶ線の少し足側を目安とする胸骨の下半分を数回連続して圧迫する．この際，圧迫の深さと速さはCPR時の胸骨圧迫に準じる．

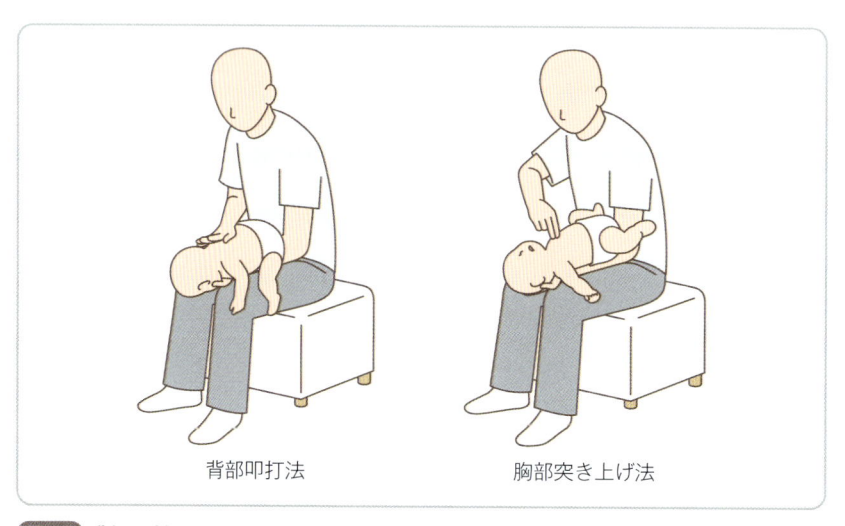

背部叩打法　　　　　胸部突き上げ法

図12 乳児に対する異物除去法

▶反応がなくなった場合

　まだ通報していなければ速やかに119番通報し，床など硬いところに寝かせ，心肺蘇生を開始する．心肺蘇生中に異物が見えた場合は除去を試みるが，盲目的な口腔内探索は避ける．また，胸骨圧迫の中断は最小限にとどめる．

memo

映像通報システム「Live119」

　一部の自治体で，119番通報者や消防隊などのスマートフォンを活用し，消防司令センターと映像の送受信を可能にするシステムが運用開始している．このシステムでは，119番通報を受けた指令管制員が通報者の同意を得て，スマートフォンのショートメッセージサービス（SMS）にURLを送り，通報者が接続するとシステムが起動して映像の送受信ができるようになる．具体的には心肺停止などの緊急度の高い通報の際に，指令管制員が通報者に協力を依頼してスマートフォンなどに応急処置要領の映像を送信し，通報者が映像を見ながら口頭指導できるようになる．これにより，バイスタンダーによる正確な応急手当が可能となり救命率の向上が期待されている．また，傷病者の状態や災害現場の詳しい状況を把握することも可能となる．これは消防隊・救急隊の的確な活動や有効な応急手当に寄与し，救命率を向上させることが期待できる．

さいごに

　最後に薬剤師がフィジカルアセスメントを行うにあたって必要な七つ道具を挙げる．まず，モバイル情報端末である．これで，医薬品情報の収集はもちろんのこと，電子カルテや薬剤管理システムにアクセスができる．フィジカルアセスメントに関するアプリも多数存在するので利用できるだろう．また，体温計，血圧計，パルスオキシメータ，携帯型心電図計も必要である．数値で患者の状態を伝えることができる重要なツールである．さらに，心音，肺音や腸音を確認するための聴診器も必要である．まずは身近な医師に対し，薬剤師が聴診することの意義を伝え，患者にも理解してもらうことが重要である．最後は，自分の専門分野の医療機器だろうか．脂質異常症，糖尿病や腎疾患関連を扱っているならば，自己血糖測定器，糖化ヘモグロビン（HbA1c），コレステロール，中性脂肪，微量アルブミン，クレアチニン比，PT-INR などの測定装置があれば便利である．最近では，本書でも扱ったとおり POCT として薬局内の検体測定室などでもよく使用されている．褥瘡を扱うならモイスチャーチェッカー，高齢者との対応や街の健康相談などでは超音波骨密度測定装置なども重宝される．スパイロメータでは呼吸能のチェックができる．いきなり聴診はハードルが高いかもしれないが，ここに示したような，まずは非侵襲的機器を使えば数値として客観的な評価が可能になる．バイタルサインの確認，そしてフィジカルアセスメントについて勇気をもって始めてみてはいかがだろうか．

付録

臨床で使用される主な医療用語

〔独〕：ドイツ語, 〔ラ〕：ラテン語

医療用語（略語）	和文名	欧文名
アウゲ	眼・眼科	auge〔独〕
アウス	掻爬	auskratzung〔独〕
アクネ	尋常性痤瘡, にきび	acne〔ラ〕
アストマ・アズマ	喘息	asthma〔独〕
アッペ・アッペン	虫垂炎	appendicitis
アデノ	腺がん	adenocarcinoma
アナトミー	解剖	anatomy
アナムネ	予診, 現病歴, 既往歴	anamnese〔独〕
アネミー	貧血	anämie〔独〕
アフタ	口内炎	aphtha
アプネア	無呼吸	apnea
アプラス	再生不良性貧血	aplastic anemia
アポ	脳卒中	apoplexie〔独〕
アルサー	潰瘍	ulcer
アレスト	心停止	arrest
アンギオ・アンジオ	血管造影	angiography
アンプタ	四肢の切断	amputation〔独〕
イレウス	腸閉塞	ileus〔ラ〕
インチュベーション	挿管	intubation
ウテルス	子宮	uterus〔ラ〕
ウロ	泌尿器	urology
エイズ	後天性免疫不全症候群	acquired immunodeficiency syndrome (AIDS)
エオジノ	好酸球	eosinophil
エーカーゲー	心電図	elektrokardiogramm (EKG)〔独〕
エコー	超音波検査	echography
エデーム	浮腫	öedem〔独〕
エピ	てんかん	epilepsy (epi)
エピデュラ・エピドラ	硬膜外麻酔	epidural anesthesia
エント・エントラッセン	退院	entlassen〔独〕
オト	耳鼻咽喉科（学）, 耳鼻科, 耳科学	otorhinolaryngology
オペ	手術	operation〔独〕
オーベー	異常なし, 所見なし	ohne befund (O.B.)〔独〕

医療用語（略語）	和文名	欧文名
オルト	整形外科	orthopedic surgery
カイザー	帝王切開	kaiserschnitt〔独〕
カテ	カテーテル	katheter〔独〕
カルチ	悪性腫瘍，がん	carcinoma
ギネ	産婦人科	gynäkologie〔独〕
キャンサー	がん	cancer
キント	小児科	kinderheilkunde〔独〕
グラニュロ	顆粒球	granulocyte
クランケ	患者	kranke〔独〕
ケモ	化学療法	chemotherapy
コアグラ	凝固	coagulation
コート	大便	kot〔独〕
ゴノ	淋病，淋菌	gonorrhea
コンタミ	混入	contamination
ザー	クモ膜下出血	subarachnoid hemorrhage（SAH）
サーキュレーション	循環	circulation
ジアベ	糖尿病	diabetes
ジーイー	グリセリン浣腸	glycerin enema（GE）
シゾ	統合失調症	schizophrenie〔独〕
シンカテ	心臓カテーテル検査	intracardiac catheter
シンチ	シンチグラフィ	scintigraphy
ステル	死ぬ（こと）	sterben〔独〕
ストマ	人工肛門	stoma
ストマック	胃，胃管	stomach
ゼク	剖検	sektion〔独〕
タキ	頻脈	tachycardia
ダルム	腸，腸管	darm〔独〕
ツッカー	ブドウ糖	zucker〔独〕
ツモール	腫瘍	tumor〔独〕
テーベー	結核	tuberkulose〔独〕
デルマ	皮膚科（学）	dermatology
テン	中毒性表皮壊死融解症	toxic epidermal necrolysis（TEN）
トコ	産科（学）	tocology
トモ	X線断層撮影法，トモグラフィ	tomography
ドレナージ	排液法	dränage〔独〕
ドレーン	導管，排液管	drän〔独〕
トロンボ	血小板	thrombocyte
ナウゼア	吐き気	nausea〔独〕
ニッシェ	陰影欠損，X線造影の陰影	nische〔独〕
ノイトロ	好中球	neutrozellen〔独〕

医療用語（略語）	和文名	欧文名
バイオプシー	生検（生体組織検査）	biopsy
バイタル	生命徴候（バイタルサイン）	vital signs
ハーベー	ヘモグロビン	hemoglobin（Hb）
バリックス	静脈瘤	varix
バル	気管支肺胞洗浄	bronchoalveolar lavage（BAL）
パルス	脈拍	plus〔独〕
ハルン	尿	harn〔独〕
バルーン	膀胱留置カテーテル	balloon catheter
パンペリ	汎発性腹膜炎	panperitonitis
プライマリ	原発巣	primary
ブルート	血液，輸血	blut〔独〕
ブロンコ	気管支造影	bronchography
ヘマト	ヘマトクリット	hematocrit
ヘモ	血液の意の接頭語	hemo-
ヘモ	痔	hemorrhoid
ヘルツ	心臓	herz〔独〕
ポリープ	有茎性の腫瘍	polyp
ポリペク	ポリープ切除，ポリペクトミー	polypectomy
マーゲンチューブ	胃チューブ	magen〔独〕tube
マーゲンゾンデ	胃チューブ	magensonde〔独〕
マルク	骨髄（穿刺）	mark〔独〕
マンマ	乳がん	mammakrebs〔独〕
ムンテラ	患者・家族への説明	mundtherapie〔独〕
メタ	転移	metastasis
ラスト	放射性アレルゲン吸着試験	radioallergosorbent test（RAST）
ラッセル	ラ音	rasseln〔独〕
ラド	放射線治療	radiation oncology
ルー	梅毒	lues〔独〕
ルンゲ	肺	lunge〔独〕
ルンバール	腰椎麻酔	lumbalanästhesie〔独〕
ルンバール	腰椎穿刺	lumbalpunktion〔独〕
ロイケミー	白血病	leukämie〔独〕
ロイコ	白血球	leukocyte
ローテ	赤血球	Rote Blutkörperchen〔独〕
ワイセ	白血球	weisse Blutkörperchen〔独〕

疾患名および術式などの略語

略語	正式名称	疾患名 / 術式
AAA	abdominal aortic aneurysm	腹部大動脈瘤
ACS	acute coronary syndrome	急性冠症候群
AD	alzheimer's disease	アルツハイマー病
AF	atrial flutter	心房粗動
Af	atrial fibrillation	心房細動
AKI	acute kidney injury	急性腎障害
ALL	acute lymphoblastic leukemia	急性リンパ性白血病
ALS	amyotrophic lateral sclerosis	筋萎縮性側索硬化症
AMD	age-related macular degeneration	加齢黄斑変性
AMI	acute myocardial infarction	急性心筋梗塞
AML	acute myeloid leukemia	急性骨髄性白血病
APO	apoplexy	脳卒中
AR	aortic regurgitation	大動脈弁閉鎖不全
ARF	acute renal failure	急性腎不全
AS	aortic stenosis	大動脈弁狭窄
ASO	arteriosclerosis obliterans	閉塞性動脈硬化症
AV block	atrioventricular block	房室ブロック
CHF	congestive heart failure	うっ血性心不全
CKD	chronic kidney disease	慢性腎臓病
CLL	chronic lymphoblastic leukemia	慢性リンパ性白血病
CML	chronic myeloid leukemia	慢性骨髄性白血病
COPD	chronic obstructive pulmonary disease	慢性閉塞性肺疾患
CRF	chronic renal failure	慢性腎不全
DIC	disseminated intravascular coagulation	播種性血管内凝固
DM	diabetes mellitus	糖尿病
ESWL	extracorporeal shock wave lithotripsy	体外衝撃波結石破砕術
FD	functional dyspepsia	機能性ディスペプシア
FN	febrile neutropenia	発熱性好中球減少症
GERD	gastroesophageal reflux disease	胃食道逆流症
GN	glomerulonephritis	糸球体腎炎
GVHD	graft-versus-host disease	移植片対宿主病
HAV	hepatitis A virus	A 型肝炎ウイルス
HBV	hepatitis B virus	B 型肝炎ウイルス
HCV	hepatitis C virus	C 型肝炎ウイルス
HT	hypertension	高血圧
IBS	irritable bowel syndrome	過敏性腸症候群
IDDM	insulin dependent diabetes mellitus	1 型糖尿病

略語	正式名称	疾患名／術式
LVH	left ventricular hypertrophy	左室肥大
MI	myocardial infarction	心筋梗塞
MR	mitral regurgitation	僧帽弁閉鎖不全
MS	mitral stenosis	僧帽弁狭窄
MS	multiple sclerosis	多発性硬化症
NIDDM	non-insulin dependent diabetes mellitus	2型糖尿病
NS	nephrotic syndrome	ネフローゼ症候群
PMS	premenstrual syndrome	月経前症候群
PNL/PCNL	percutaneous nephrolithotripsy/percutaneous nephrolithotomy	経皮的腎砕石術
PR	pulmonary regurgitation	肺動脈弁閉鎖不全
PS	pulmonary stenosis	肺動脈弁狭窄
PSAGN	poststreptococcal acute glomerulonephritis	溶連菌感染後糸球体腎炎
PSVT	paroxysmal supraventricular tachycardia	発作性上室性頻拍
PVC	premature ventricular contraction	心室性期外収縮
RA	rheumatoid arthritis	関節リウマチ
RLS	restless legs syndrome	レストレスレッグス症候群
RPGN	rapidly progressive glomerulonephritis	急性進行性糸球体腎炎
SAS	sleep apnea syndrome	睡眠時無呼吸症候群
SLE	systemic lupus erythematosus	全身性エリトマトーデス
TI	tricuspid insufficiency	三尖弁閉鎖不全
TIA	transient ischemic attack	一過性脳虚血発作
TR	tricuspid regurgitation	三尖弁閉鎖不全
TS	tricuspid stenosis	三尖弁狭窄
TUL/URS	transurethral lithotripsy/ureteroscopy	経尿道的腎尿管砕石術／尿管鏡検査
TUR	transurethral resection	経尿道的切除術
TUR-P	transurethral resection of prostate	経尿道的前立腺切除術
VF	ventricular flutter	心室粗動
Vf	ventricular fibrillation	心室細動
VT	ventricular tachycardia	心室頻拍
VPC	ventricular premature contraction	心室性期外収縮

検査項目		代表的な基準値
尿検査		
タンパク		陰性（−）
潜血		陰性（−）
糖		陰性（−）
ケトン体		陰性（−）
ウロビリノーゲン		（±）
ビリルビン		陰性（−）
pH		4.5〜7.5
尿沈渣	赤血球	0〜2個/HPF
	白血球	0〜2個/HPF
	扁平上皮	0〜2個/HPF
便検査		
便潜血反応		陰性（−）
血球検査		
赤血球（RBC）	赤血球数	男性：400万〜550万/μL（4.0×10^6〜5.5×10^6/μL） 女性：350万〜500万/μL（3.5×10^6〜5.0×10^6/μL）
	ヘモグロビン濃度（Hb）	男性：14〜18g/dL 女性：13〜16g/dL
	ヘマトクリット	男性：40〜50% 女性：35〜45%
	MCV	80〜100fL
	MCH	30〜35pg
	MCHC	30〜35%
	網状赤血球	0.2〜2%
白血球（WBC）	白血球数	3,500〜9,000/μL（3.5×10^3〜9.0×10^3/μL）
	末梢白血球分画	桿状核好中球：0〜5% 分葉核好中球：40〜70% 好酸球：1〜5% 好塩基球：0〜1% リンパ球：20〜50% 単球：0〜10%
血小板（PLT）		15万〜35万/μL（150×10^3〜350×10^3/μL）
凝固線溶系検査		
プロトロンビン時間（PT）	PT	10〜12秒
	PT（INR）	0.9〜1.1
	PT（活性）	70〜130%
APTT（活性化部分トロンボプラスチン時間）		30〜40秒
フィブリノゲン		150〜400mg/dL
FDP（フィブリン/フィブリノゲン分解産物）		5.0μg/mL以下
Dダイマー		1.0μg/mL以下

糞尿検査

血液検査

検査項目		代表的な基準値
酵素		
AST		10～35U/L
ALT		5～30U/L
γ-GT		男性：10～50U/L 女性：10～30U/L
ALP		100～350U/L
LD（LDH）		120～220U/L
アミラーゼ		40～130U/L
CK（CPK）		男性：60～250U/L 女性：50～170U/L
LAP		35～75U/L
ChE		200～450U/L
血清タンパク		
総タンパク（TP）	TP	6.5～8.0g/dL
	アルブミン	4.0～5.0g/dL
	グリコアルブミン	11～16%
タンパク分画	アルブミン	60～70%
	α₁グロブリン	2～3%
	α₂グロブリン	5～10%
	βグロブリン	7～10%
	γグロブリン	10～20%
免疫グロブリン（Ig）	IgG	800～1,700mg/dL
	IgA	100～400mg/dL
	IgM	30～200mg/dL
窒素化合物		
（血中）尿素窒素（BUN，UN）		8～20mg/dL
クレアチニン（Cr）		男性：0.5～1.0mg/dL 女性：0.4～0.8mg/dL
クレアチニンクリアランス（Ccr）		80～140mL/分
尿酸（UA）		男性：3.5～7.0mg/dL 女性：2.5～6.0mg/dL
アンモニア		50μg/dL 未満
糖質		
血糖（空腹時）		80～110mg/dL 未満
75gOGTT		140mg/dL 未満
HbA1c		4.6～6.2%
1.5 AG（1.5-アンヒドログルシトール）		14μg/mL 以上
フルクトサミン		205～285μmol/L
脂質・胆汁		
コレステロール（Ch）	総コレステロール（TC）	130～220mg/dL
	LDL コレステロール（LDL-C）	140mg/dL 未満
	HDL コレステロール（HDL-C）	40～100mg/dL
トリグリセリド（TG）		30～150mg/dL 未満

血液生化学検査

検査項目		代表的な基準値
ビリルビン	総ビリルビン	0.2～1.2mg/dL
	直接ビリルビン	0～0.4mg/dL
	間接ビリルビン	0～0.8mg/dL
インドシアニングリーン（ICG）（15分停滞率）		10%未満
電解質		
ナトリウム（Na）		135～145mEq/L
カリウム（K）		3.5～4.5mEq/L
クロール（Cl）		101～108mEq/L
カルシウム（Ca）		8.5～10.0mg/dL
リン（P）（無機リン）		2.0～4.0mg/dL
血清鉄（Fe）		男性：60～200μg/dL 女性：40～180μg/dL
フェリチン		男性：30～300ng/mL 女性：10～120ng/mL
総鉄結合能（TIBC）		250～450μg/dL
炎症マーカー		
CRP		0.3mg/dL 以下
SP-A（サーファクタントプロテイン A）		43.8ng/mL 未満
SP-D（サーファクタントプロテイン D）		110ng/mL 未満
赤血球沈降速度（赤沈，ESR）		男性：10mm/ 時未満 女性：15mm/ 時未満
自己抗体		
リウマトイド因子（RF）（定量）		15U/mL 以下
抗核抗体（ANA）		40 倍未満
抗 GAD 抗体		5U/mL 未満
アレルギー検査		
総 IgE（非特異的 IgE）		170U/mL 以下
甲状腺・副甲状腺		
甲状腺ホルモン	遊離（F，free）T3	2.5～4.0pg/mL
	遊離（F，free）T4	1.0～2.0ng/dL
甲状腺刺激ホルモン（TSH）		0.3～4.0μU/mL
副甲状腺ホルモン（PTH）		10～60pg/mL
副腎・下垂体・その他		
コルチゾール		5～20μg/dL
副腎皮質刺激ホルモン（ACTH）		60pg/mL 以下
アルドステロン		30～160pg/mL
尿中カテコールアミン	アドレナリン	15μg/ 日以下
	ノルアドレナリン	120μg/ 日以下
抗利尿ホルモン（ADH）		0.3～4.0pg/mL
成長ホルモン（GH）		男性：1.0ng/mL 以下 女性：5.0ng/mL 以下
プロラクチン（PRL）		男性：1～10ng/mL 女性：1～15ng/mL

（左側縦書き区分）血液生化学検査　免疫血清学検査　内分泌検査

検査項目		代表的な基準値
内分泌検査	エストラジオール（E2）（非妊婦）	卵胞期：28.8～196.8pg/mL 排卵期：36.4～525.9pg/mL 黄体期：44.1～491.9pg/mL 閉経期：47pg/mL 以下
	血清テストステロン	男性：1.31～8.71ng/mL 女性：0.11～0.47ng/mL
	インスリン	2.2～12.4μU/mL
	インスリン分泌指数（II, I/I）	0.4 以上
	インスリン分泌指数（HOMA-β）	40～60%以上
	インスリン抵抗性（HOMA-IR）	1.6 以下
	C-ペプチド（CPR）	0.6～1.8ng/mL
	レニン活性（臥位安静時）	0.2～2.3ng/mL/ 時
	BNP	18.4pg/mL 未満
腫瘍マーカー	αフェトタンパク（AFP）	10ng/mL 以下
	CEA	5ng/mL 以下
	CA19-9	37U/mL 以下
	CA15-3	25U/mL 以下
	PSA	4ng/mL 以下
	PAP	3ng/mL 以下
	PIVKA-II	40mAU/mL 未満
	CA125	35U/mL 以下
	SCC	1.5ng/mL 以下
	NSE	16ng/mL 以下
	CYFRA	3.5ng/mL 以下
	KL-6	500U/mL 未満
穿刺液・生検検査	動脈血ガス	
	$PaCO_2$	35～45mmHg（Torr）
	PaO_2	80～100mmHg（Torr）
	動脈血 pH	7.35～7.45
	HCO_3^-	22～26mEq/L（mmol/L）
	BE	－2～2mEq/L（mmol/L）
	骨髄・脳脊髄液	
	骨髄　有核細胞数	10万～25万/μL
	骨髄　巨核球数	50～150/μL
	骨髄　細胞分画	赤芽球系：約20% 顆粒球系：約60% リンパ球など：約20%
	脳脊髄液　圧	70～150mmH₂O
	脳脊髄液　細胞数	5/μL 未満
	脳脊髄液　タンパク	15～45mg/dL
	脳脊髄液　糖	45～75mg/dL

参考文献

....

本書籍の執筆にあたっては，以下の書籍・資料を参考にした．

バイタルサイン関連

・緊急度を見抜く！バイタルサインからの臨床推論，山内豊明（著），医学書院；第 1 版，2023 年．

・できる薬剤師はバイタルサインをどうみるか，狭間研至（著），南山堂；1 版，2023 年．

・Dr. 徳田のバイタルサイン講座，徳田安春（著），日本医事新報社；第 1 版，2013 年．

・薬剤師のためのバイタルサイン，狭間研至（著），南山堂；1 版，2010 年．

・Nursing Mook 34 根拠に基づくバイタルサイン，田中裕二（編集），学習研究社；2006 年．

・バイタルサインの見方・読み方：［体温］［脈拍］［呼吸］［血圧］［意識］，岡田定（責任編集），日野原重明（監修），照林社；第 1 版，2005 年．

・薬剤師によるフィジカルアセスメント〜バイタルサインを学ぶ〜（医薬品に関連した副作用としての身体所見を把握するための基礎を修得する），日本病院薬剤師会 将来計画委員会，平成 24 年 6 月 9 日，2012 年．

・みるミルできるポケットエコー 1 膀胱，ヘルスケア人材育成協会（監修），中外医学社；第 1 版，2016 年．

・薬剤熱とその対応，丹羽隆（著），月刊薬事（Vol.61），3027-3031，2019 年．

フィジカルアセスメント関連

・看護がみえる vol.3 フィジカルアセスメント，医療情報科学研究所（編集），メディックメディア；第 1 版，2019 年．

・アルゴリズムで考える薬剤師の臨床判断 症候の鑑別からトリアージまで，木内祐二（編集），南山堂；1 版，2015 年．

・薬剤師・薬学生のためのフィジカルアセスメントハンドブック—医薬品適正使用のために，大井一弥（編集），白川晶一（編集），南江堂，2014 年．

・目からうろこ 輸液栄養時におけるフィジカルアセスメント・配合変化・輸液に用いる器具，東京都病院薬剤師会（編集），薬事日報社；第 1 版，2014 年．

・患者さんのサインを読み取る！山内先生のフィジカルアセスメント 症状編，山内豊明（著），インプレス；初版，2014 年．

・Dr. 徳田のフィジカル講座，徳田安春（著），日本医事新報社；第 1 版，2014 年．

・薬剤師のトリアージ実践ガイド 視診・バイタルサイン・問診による病態の捉え方，佐仲雅樹（著），丸善出版；第 1 版，2012 年．

・薬剤師がはじめるフィジカルアセスメント：副作用症状を見抜くためのポイント，濱田久之（編集），佐々木均（編集），北原隆志（編集），南江堂；改訂第 2 版，2021 年．

・CD による聴診トレーニング 呼吸音編，川城丈夫（監修），南江堂；改訂第 2 版，2011 年．

- CDによる聴診トレーニング 心音編，沢山俊民（著），南江堂；改訂第2版，1994年.

- フィジカルアセスメント完全ガイド，藤崎郁（著），学研メディカル秀潤社；初版，2009年.

- フィジカルアセスメント ナースに必要な診断の知識と技術，日野原重明（著），山内豊明（著），岡安大仁（著），道場信孝（著），増田幹生（著），細谷亮太（著），日野原重明（編集），医学書院；第4版，2006年.

- フィジカルアセスメントガイドブック 目と手と耳でここまでわかる，山内豊明（著），医学書院；第1版，2005.

- Patient profile 理解のための カルテの読み方と基礎知識，長澤紘一（監修），村田正弘（監修），吉岡優子（編著），哲翁弥生（編著），薬業時報社；第2版，1997年.

- 薬剤師国家試験対策参考書〔改訂第14版〕《青本》，薬学ゼミナール（編集），薬学ゼミナール；改訂第14版，2024年.

- なるほどなっとく！ 臨床検査，浅野嘉延（著），南山堂；第1版，2021年.

- 今日の治療薬2024 解説と便覧，伊豆津宏二（編集），今井 靖（編集），桑名正隆（編集），寺田智祐（編集），南江堂；第46版，2024年.

- 薬原性錐体外路症状の評価と診断 DIEPSSの解説と利用の手引き，稲田俊也（著），八木剛平（監修），星和書店；新装丁版，2007年.

- 糖尿病治療ガイド2022-2023，日本糖尿病学会（編著），文光堂；第1版，2022年.

救命救急関連

- BLSプロバイダーマニュアル AHAガイドライン2020準拠，American Heart Association（AHA：アメリカ心臓協会）（著），シナジー；第1版，2021年.

- BLSプロバイダーマニュアル AHAガイドライン2015準拠，American Heart Association（AHA：アメリカ心臓協会）（著），シナジー；第1版，2016年.

- BLSプロバイダーマニュアル AHAガイドライン2010準拠，American Heart Association（AHA：アメリカ心臓協会）（著），シナジー；第1版，2011年.

- BLSプロバイダーマニュアル AHAガイドライン2005準拠，American Heart Association（AHA：アメリカ心臓協会）（著），シナジー；第1版，2008年.

- DVDで学ぶカンタン！ 救急蘇生：胸骨圧迫＆AED完全マスター市民用，西本泰久（監修），小林正直（監修），石見 拓（監修），学習研究社；初版，2008年.

- 写真と動画でわかる一次救命処置：BLS，大阪ライフサポート協会（編集），学習研究社；初版，2007年.

- 写真と動画でわかる二次救命処置：ALS，大阪ライフサポート協会（編集），学習研究社；初版，2007年.

索 引

著者

徳永　仁（とくなが じん）

九州医療科学大学大学院　教授

1991 年 北里大学薬学部製薬学科卒業，1994 年 熊本大学大学院薬学研究科博士前期課程修了，1997 年 熊本大学大学院薬学研究科博士後期課程修了　博士（薬学），1998 年 熊本大学医学部附属病院薬剤部入局，2003 年 九州保健福祉大学薬学部講師，2009 年 九州保健福祉大学薬学部准教授，2015 年 九州保健福祉大学大学院教授・薬学部教授，2024 年より現職（大学名変更に伴う）．

【研究テーマ】
・フィジカルアセスメントや医療処置が体験できる薬学シミュレーション教育法の構築
・薬学生・薬剤師・一般向けeラーニングの開発
・医薬品の適正使用を目指した最適治療法と薬学的診断法に関する研究
無料の学習教材「フィジコのフィジカルアセスメント教室」は第 14 回eラーニングアワードにおいて文部科学大臣賞を受賞，研究室の臨床薬学第一講座ホームページは第 18 回eラーニングアワードにおいて医療系eラーニング全国交流会会長賞を受賞している．

医学監修

戸井田達典（といだ たつのり）

東邦大学医療センター大橋病院腎臓内科　臨床准教授
九州医療科学大学薬学部薬学科　特命准教授
福島県立医科大学大学院医学研究科臨床疫学分野　博士研究員

2005 年 北里大学医学部医学科卒業，2007 年 宮崎大学医学部附属病院第一内科入局，2014 年 宮崎大学医学部血液・血管先端医療学講座助教，2022 年 九州保健福祉大学薬学部薬学科地域医療システム学研究室 准教授，2025 年より現職．
日本内科学会総合内科専門医，日本腎臓学会腎臓専門医・指導医・評議員，日本透析医学会透析専門医・指導医．

写真：小島良一（ツールボックス）
撮影協力：長濱孝征

みて・きいて・たしかめる！
薬学×フィジカルアセスメント

2025 年 4 月 10 日　1 版 1 刷　　　　　©2025

著　者	医学監修
徳永　仁 （とくなが じん）	戸井田達典 （といだ たつのり）

発行者
株式会社 南山堂　代表者 鈴木幹太
〒113-0034　東京都文京区湯島 4-1-11
TEL 代表 03-5689-7850　　www.nanzando.com

ISBN 978-4-525-70831-3

A7083110101-A